Adjectives 1

Z D I G I C L U T T E R E D Y M
B K F G K U B R O K E N E J Z W
C Z O O S O L I D B Y Y H I D S
S P M J R Q Y G A E X V M V S M
U M O I S T A M O H D A E G P G
B L H S C V H M A H E Y U O E S
S N X K S O P R K T L L E W E X
T U T O N I N I I I U E P I D Z
A S R P F O B G O G B R C F Y D
N E I W M U B L Z F H E E A U F
T F V E M E N B E J S T B R N L
I U I T V R B I Y Q B B A G V L
A L A M C M L K T K D A C T B V
L A L J E N B E G E J X S S E G
V C U B R H U Y V S D M U I Z L
U Q W J H K J N O I S Y Q B C D

BASIC	BROKEN
CLUTTERED	FORTHRIGHT
HELPFUL	KEY
KNOBBY	MATURE
MOIST	NOISY
OILY	POSSIBLE
SOLID	SPEEDY
SUBSTANTIAL	TRIVIAL
UNITED	USEFUL
WET	

Adjectives 2

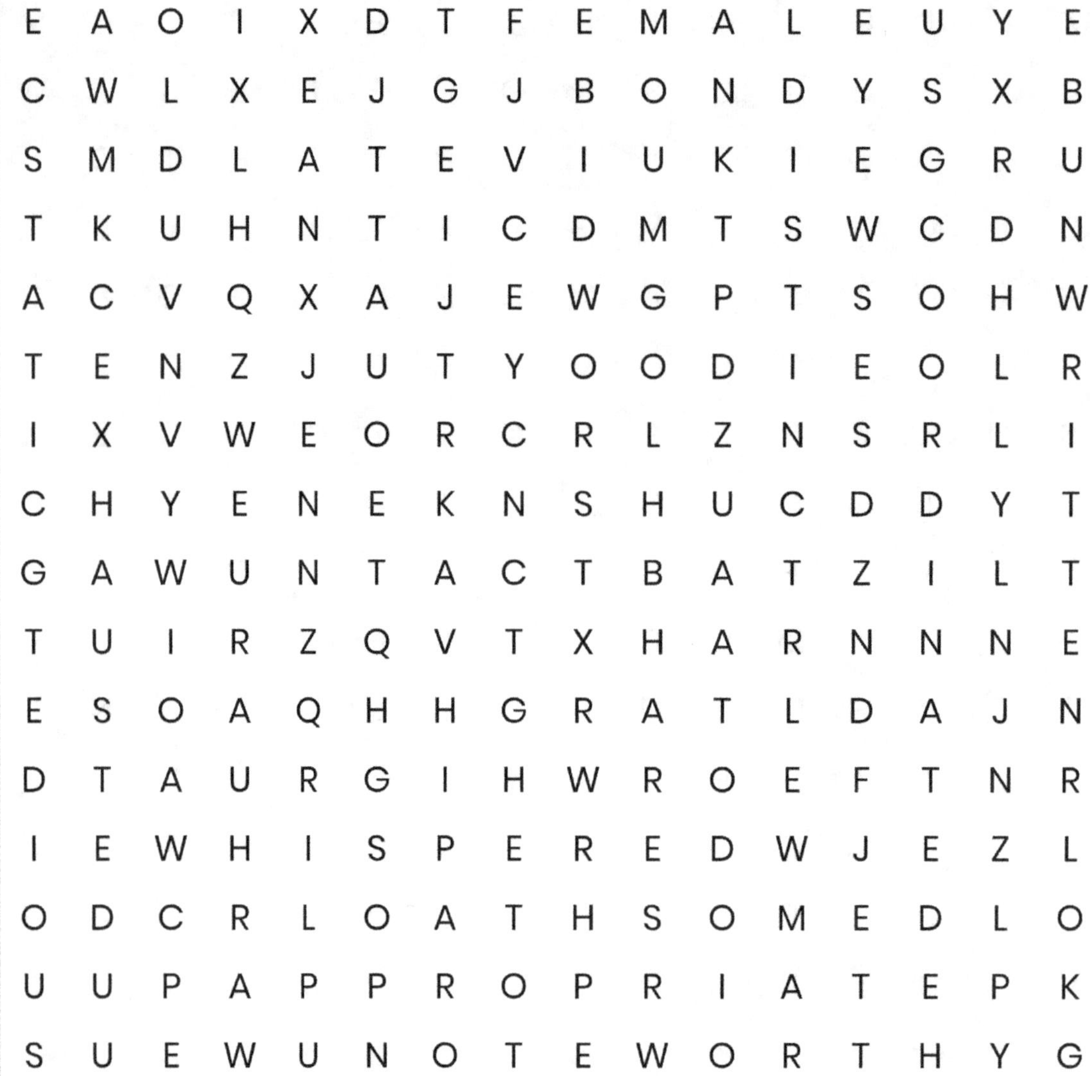

APPROPRIATE	BUTTERY
COORDINATED	DISTINCT
ECSTATIC	EXHAUSTED
FEMALE	HARD
LATE	LOATHSOME
NOTED	NOTEWORTHY
ORNERY	TEDIOUS
UNWRITTEN	UPRIGHT
WEE	WHISPERED
WORST	

Adjectives 3

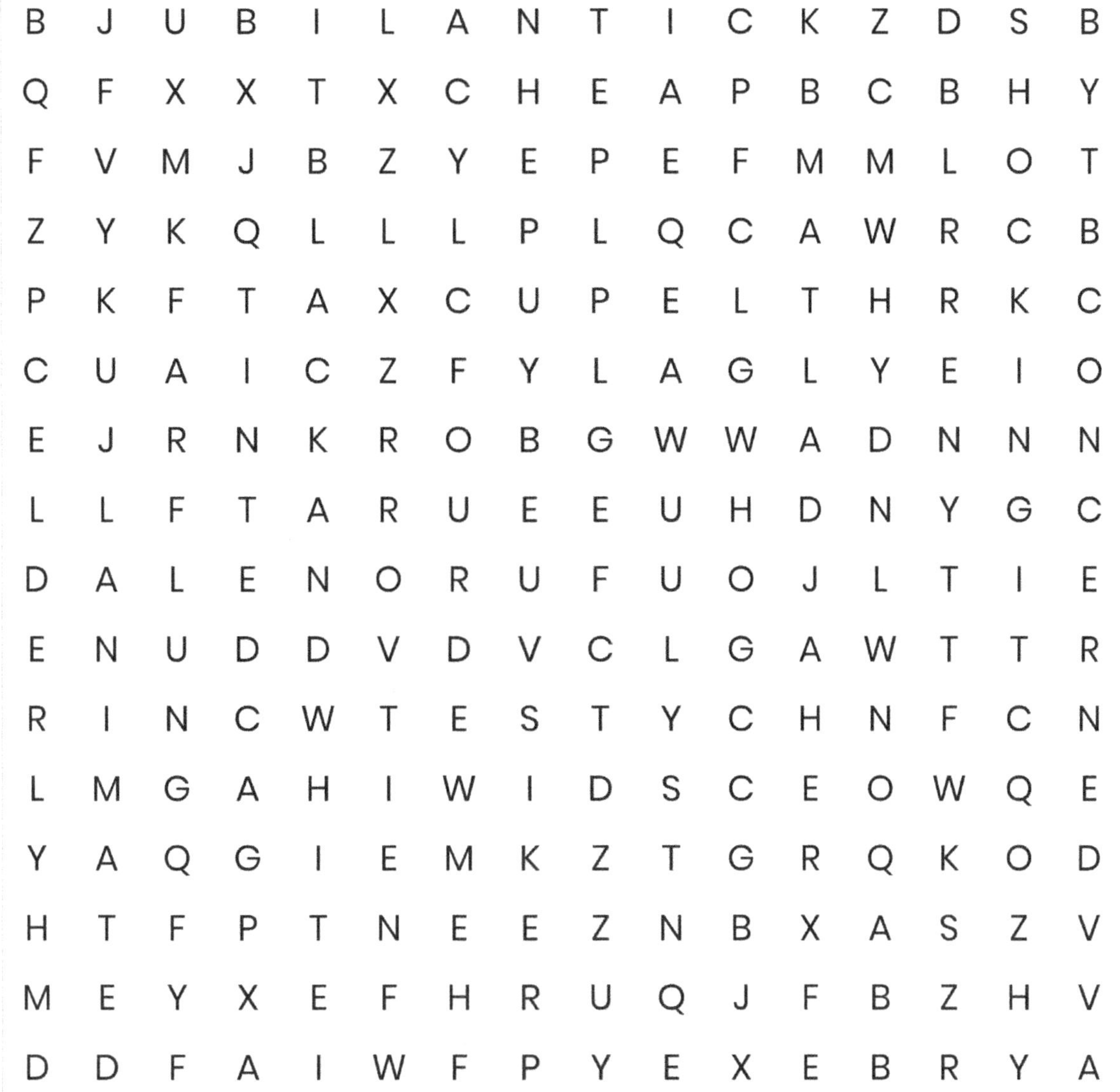

ANIMATED	BLACK-AND-WHITE
CHEAP	CHEERY
CONCERNED	CRAZY
DOUBLE	ELDERLY
ELEGANT	FAR-FLUNG
JUBILANT	ODD
PUNGENT	REGAL
SCALY	SHOCKING
TESTY	TINTED

Adjectives 4

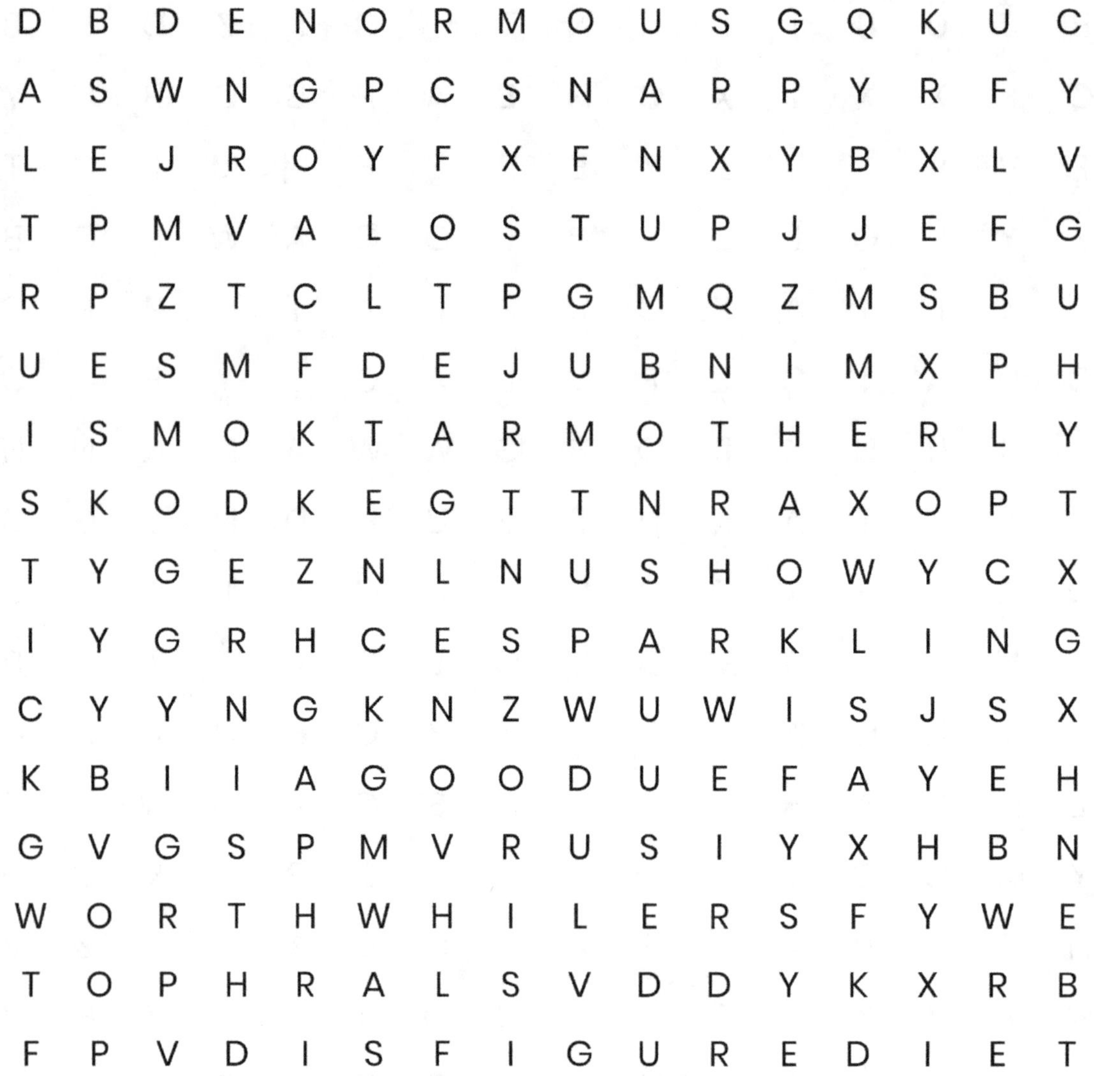

ALERT	ALTRUISTIC
DISFIGURED	ENORMOUS
FORSAKEN	GOOD
GRUMPY	LOST
MODERN	MOTHERLY
NUMB	PESKY
SHOWY	SMOGGY
SNAPPY	SPARKLING
UNTIMELY	USED
WEIRD	WORTHWHILE

Adjectives 5

```
U  F  V  J  I  A  Z  B  R  I  L  L  I  A  N  T
V  L  C  D  S  U  N  N  Y  G  J  V  C  X  X  S
K  U  E  N  C  H  A  N  T  E  D  O  I  E  O  Y
M  S  C  O  A  R  S  E  S  Q  O  E  A  K  F  S
K  T  Q  F  C  C  M  C  B  B  T  G  A  F  F  U
H  E  A  K  I  N  I  R  M  U  F  F  T  R  I  F
I  R  V  N  O  C  E  D  L  A  I  I  H  D  C  A
G  E  A  I  J  P  K  U  I  A  S  Y  I  O  I  R
H  D  R  M  U  I  F  L  T  C  X  S  N  O  A  A
L  X  I  S  U  Y  L  R  E  J  U  P  I  T  L  W
E  D  C  U  O  K  Y  I  G  D  L  D  Z  V  M  A
V  J  I  J  J  I  S  X  X  X  R  U  Y  T  E  Y
E  B  O  X  V  T  F  G  F  I  D  X  T  P  P  P
L  W  U  Z  O  C  U  E  H  V  F  R  I  L  L  Y
K  U  S  Q  Q  H  U  T  M  Q  K  Q  V  X  O  A
M  A  O  G  Y  Y  F  Q  U  N  W  I  E  L  D  Y
```

ACIDIC	AVARICIOUS
BRILLIANT	COARSE
DEAR	ENCHANTED
FARAWAY	FICKLE
FLUSTERED	FRILLY
HIGH-LEVEL	ITCHY
JOYFUL	MASSIVE
OFFICIAL	SUNNY
SUPERB	THIN
THIRD	UNWIELDY

Adjectives 6

```
C A V E R N O U S I V G W P W Z
L Q L V E R I F I A B L E S C S
L K H A R D T O F I N D S C C P
I D O L I Z E D C A R E F U L C
L Q I O Q U I C K W I T T E D C
A A N L K D S I S D S W F O R P
S Z S I O Y S J J H R Q L D O R
T F K T C X Y J D M Y W A N S O
O R Z W I E A L I G H T T L Y F
N I H Y M N C R R Z E T K P K I
I E A E J W G L E I Z K E Q C T
S N P E R G Z D S U L E G I L A
H D P T W J V M E E W O Q D Z B
I L Y M A U T O M A T I C N K L
N Y N T U A Y A B O U N C Y Y E
G U K A P R E S T I G I O U S P
```

ASTONISHING	AUTOMATIC
BOUNCY	CAREFUL
CAVERNOUS	FLAT
FRIENDLY	HAPPY
HARD-TO-FIND	IDOLIZED
KOOKY	LASTING
LIGHT	NICE
PRESTIGIOUS	PROFITABLE
QUICK-WITTED	ROSY
VERIFIABLE	WEEPY

Adjectives 7

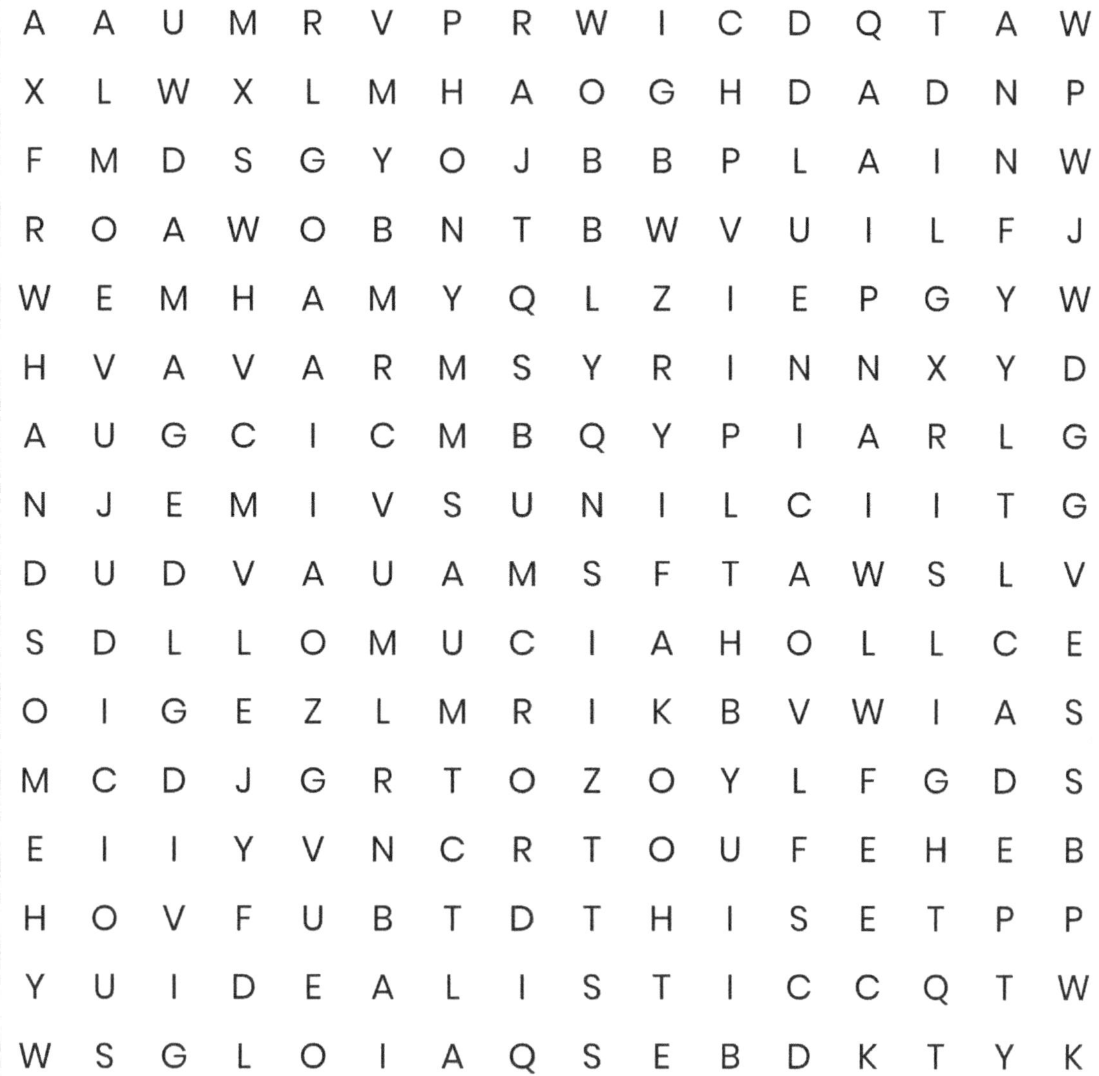

ADEPT
GLUM
HANDSOME
IDEALISTIC
MAMMOTH
PLAIN
STIFF
USABLE
WARM
WOBBLY

DAMAGED
HAIRY
HIDEOUS
JUDICIOUS
PHONY
SLIGHT
TRIFLING
VIVACIOUS
WILD

Adjectives 8

```
S  G  E  N  E  R  A  L  I  R  S  F  L  E  A  O
E  S  V  S  A  Y  V  E  B  X  X  R  M  V  X  N
R  L  A  O  U  H  Z  F  H  X  X  X  U  V  I  H
P  I  R  P  L  E  A  N  A  U  D  J  V  S  C  X
E  P  I  U  R  J  E  I  V  M  M  F  R  M  T  Z
N  P  A  L  Q  A  Z  F  V  J  O  M  Y  S  X  Y
T  E  B  E  L  D  E  U  A  O  X  U  I  T  N  Z
I  R  L  N  O  E  D  E  A  D  B  W  S  N  Z  A
N  Y  E  T  P  D  H  P  F  P  K  O  O  K  G  D
E  C  L  L  P  J  R  C  H  M  F  B  K  L  P  I
R  C  V  Y  S  Z  G  S  U  E  O  C  Y  D  A  D
L  O  N  Q  I  T  R  U  P  I  R  C  K  M  R  X
B  G  U  M  P  A  I  R  E  Y  K  W  E  J  C  V
K  E  D  G  H  B  L  C  N  W  E  D  Z  G  H  E
C  Z  M  T  H  T  D  K  K  U  D  L  Y  Z  E  M
O  A  R  T  I  S  T  I  C  Y  L  E  P  B  D  W
```

ARTISTIC	DEAD
FAMOUS	FORKED
GENERAL	HARSH
HUMMING	JADED
LEAN	OPULENT
PARCHED	ROUGH
RUSTY	SERPENTINE
SLIPPERY	STICKY
VARIABLE	

Adjectives 9

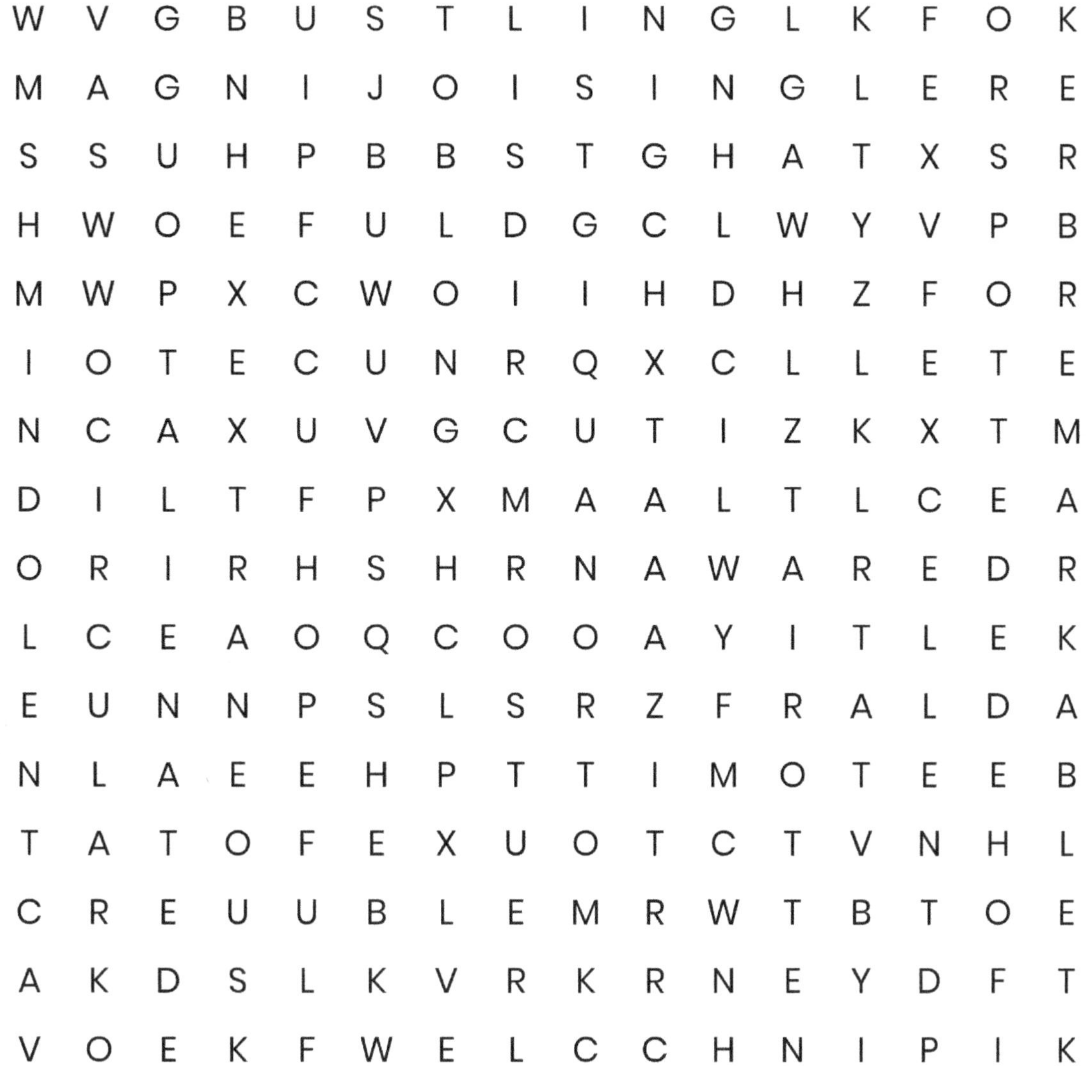

ALIENATED	AWARE
BUSTLING	CIRCULAR
EUPHORIC	EXCELLENT
EXTRANEOUS	HOPEFUL
INDOLENT	KLUTZY
OBLONG	REMARKABLE
RICH	ROTTEN
SCRATCHY	SINGLE
SPOTTED	TORN
WOEFUL	

Adjectives 10

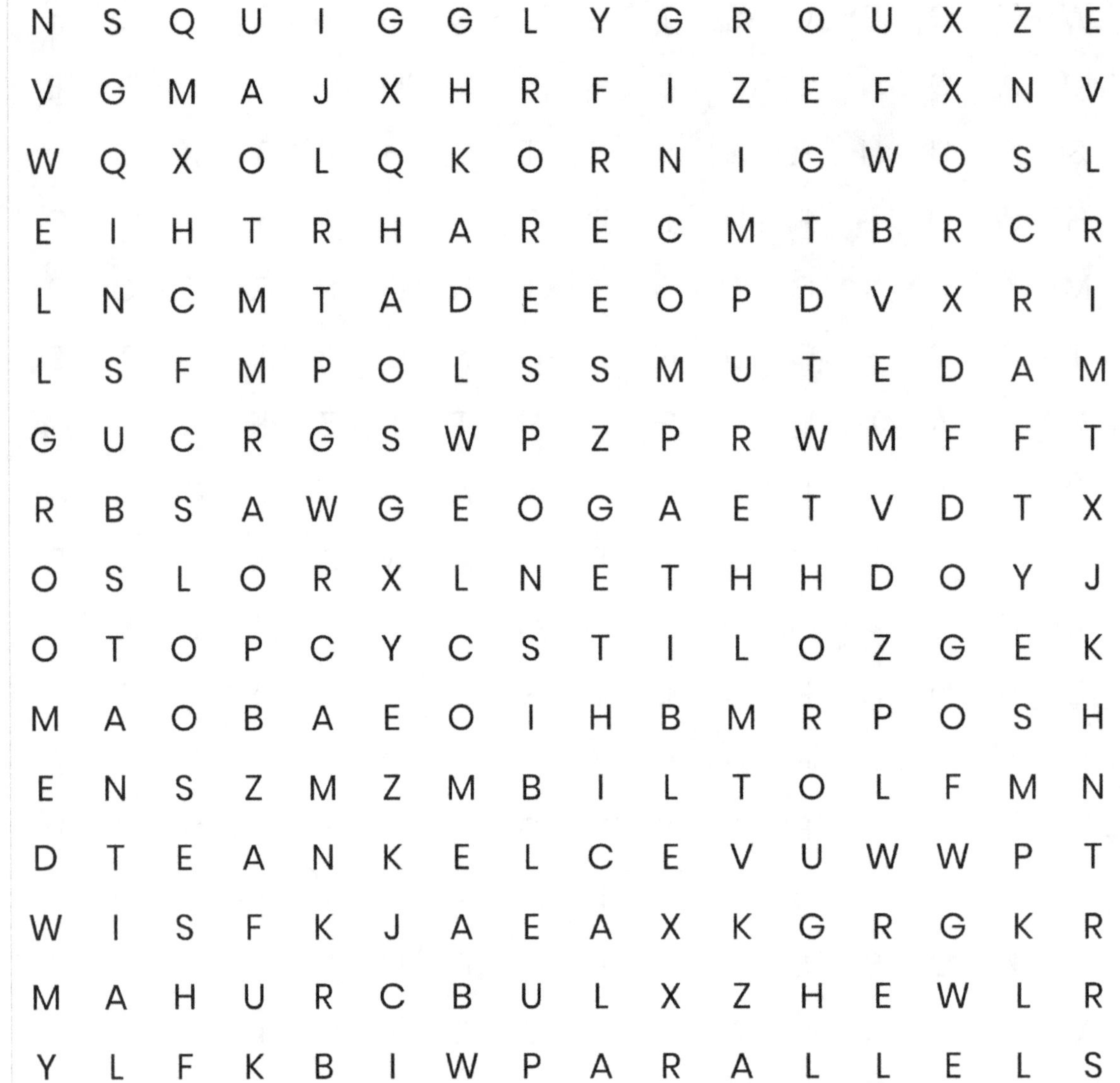

CRAFTY
FREE
INCOMPATIBLE
LOOSE
MUTED
POSH
SAME
SQUIGGLY
WELCOME

ETHICAL
IMPURE
INSUBSTANTIAL
MORAL
PARALLEL
RESPONSIBLE
SCARY
THOROUGH
WELL-GROOMED

Adjectives 11

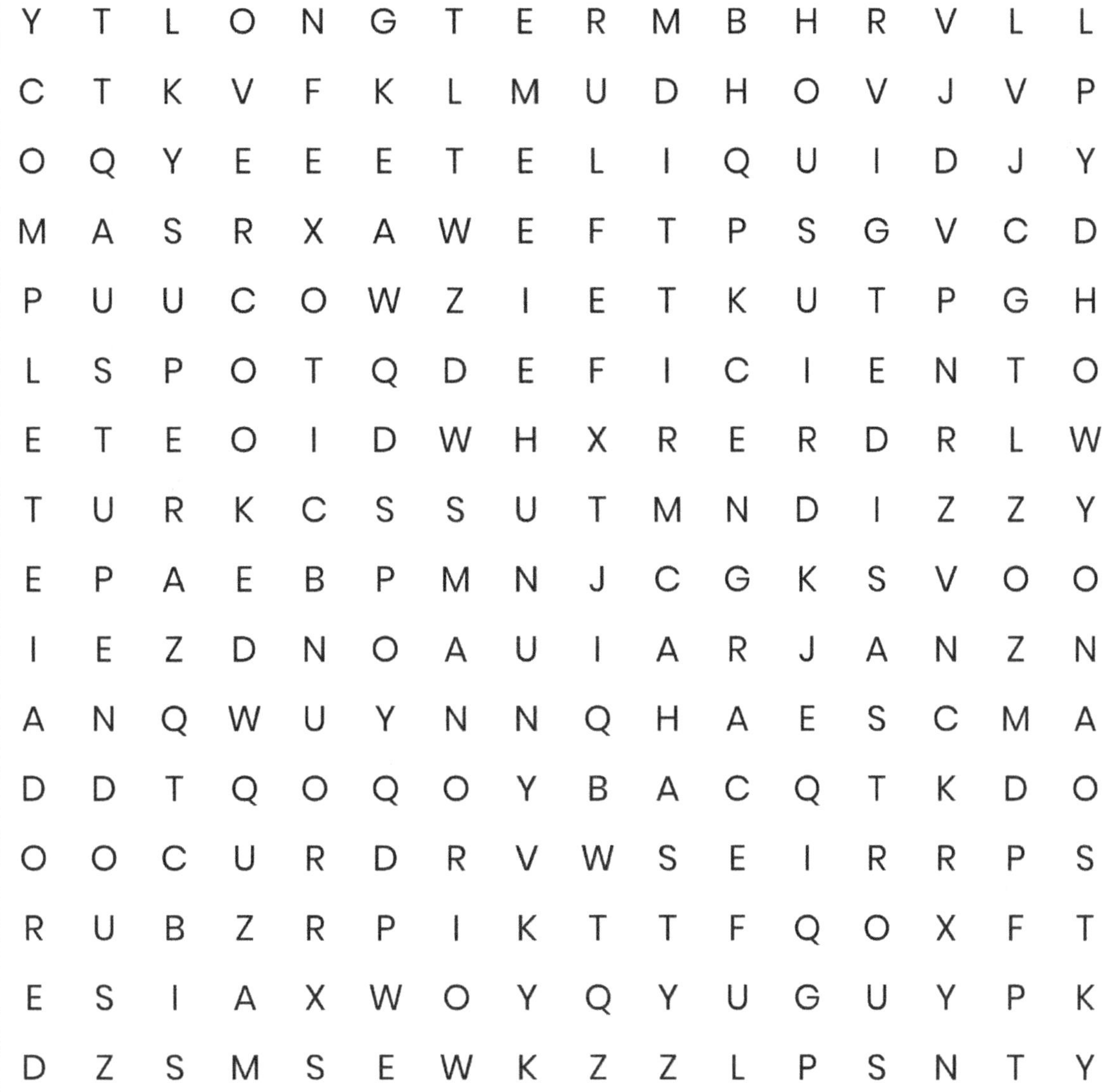

ADORED	BONY
BUOYANT	COMPLETE
DEFICIENT	DISASTROUS
DIZZY	EXOTIC
GRACEFUL	HASTY
LEFT	LIQUID
LONG-TERM	OVERCOOKED
SARDONIC	STUPENDOUS
SUPER	SWEET

Adjectives 12

```
N M W B Z W P U Z Z L E D Y Q R
Q H B J O W B E U P P E O P C E
W Q U I X O T I C U V Q P J Y W
F E M G K T O N E I V H L R F A
A X U Z U O Q D T R U D F E G R
E V F P I J A A X M T N M M T D
V I F I R M N B G T Z O I E A I
E K L H P I Y S W P S U L Q Q N
R C E O G T S N P I E I Y Q U G
U L D A T E G T R N N K K T N E
N G M E B N Q R I E S T I N G Y
D I P E U K O U V N L E X H K M
O V N O A W Q U A F E F X F S X
W N Y E S H J J H L E B I M J N
N A L R V H O T O X Z N O N N Q
T B S U R E F O O T E D B Q E T
```

BLEAK	EQUAL
FINE	HOT
IMAGINATIVE	JUVENILE
MADE-UP	MUFFLED
PETTY	PRISTINE
PUZZLED	QUIXOTIC
REWARDING	RUNDOWN
STINGY	SURE-FOOTED
UNIQUE	WORRISOME
YOUNG	

Adjectives 13

Q S V S I M Y I H L L J S M Q Z
A V B T A V N V E O B V I O U S
W O M Y O H P K E W T D B H W V
T L D T T B I U Y S U S H A D Y
B U S A D I M L E O R D F G X G
V M T S M X E N L D P M B K E R
I I A I H M O Y V A I N N X G I
O N R C O H O Q Z Y L Q D H K Z
L O C H J F Q R L L R N R H T Z
E U H W X E Y K Y S U A Q L A L
T S Y H V O C Q C O L K C G Y E
L A O A Y I P G R U A B O S A D
R V R D R J I E G C R E A M Y W
F G I P Q B N E N V B N B C X M
J T B Q U E R U L O U S J Z A L
J K O M P J K Y F R E S H H O J

BIG	CREAMY
FRESH	GRAVE
GRIZZLED	HOMELY
HONEST	LOUD
OBVIOUS	OPEN
PRICKLY	QUERULOUS
REGULAR	ROUND
SHADY	STARCHY
TIDY	VAIN
VIOLET	VOLUMINOUS

Adjectives 14

<pre>
H S T Y L I S H P C N S V I N D
X S C Y I D H A T J G O I R L Z
K T E M O T I O N A L S G T E O
Z A W O O D E N X F T F I U G P
I R H S H Y I M H D I K L E I T
N R P B J F T N E F Z D A V T I
F Y T Y I Z W R F A F J N E I M
A U Q A J A F F A E N A T N M I
M F A B U L O U S U R U I W A S
O A W J D L K V O Z M I H B T T
U R J R P S T A R K E A O E E I
S V C O N S C I O U S Z T R U C
P Q S N A R L I N G I M P I S H
J S P I R I T E D M F C O Z C T
T E R R I F I C B Y A L J H P G
X S B X H E L P L E S S D U S J
</pre>

CONSCIOUS	EMOTIONAL
EVEN	FABULOUS
HELPLESS	IMPISH
INFAMOUS	INFERIOR
LEGITIMATE	MEAN
OPTIMISTIC	SNARLING
SPIRITED	STARK
STARRY	STYLISH
TERRIFIC	TRAUMATIC
VIGILANT	WOODEN

Adjectives 15

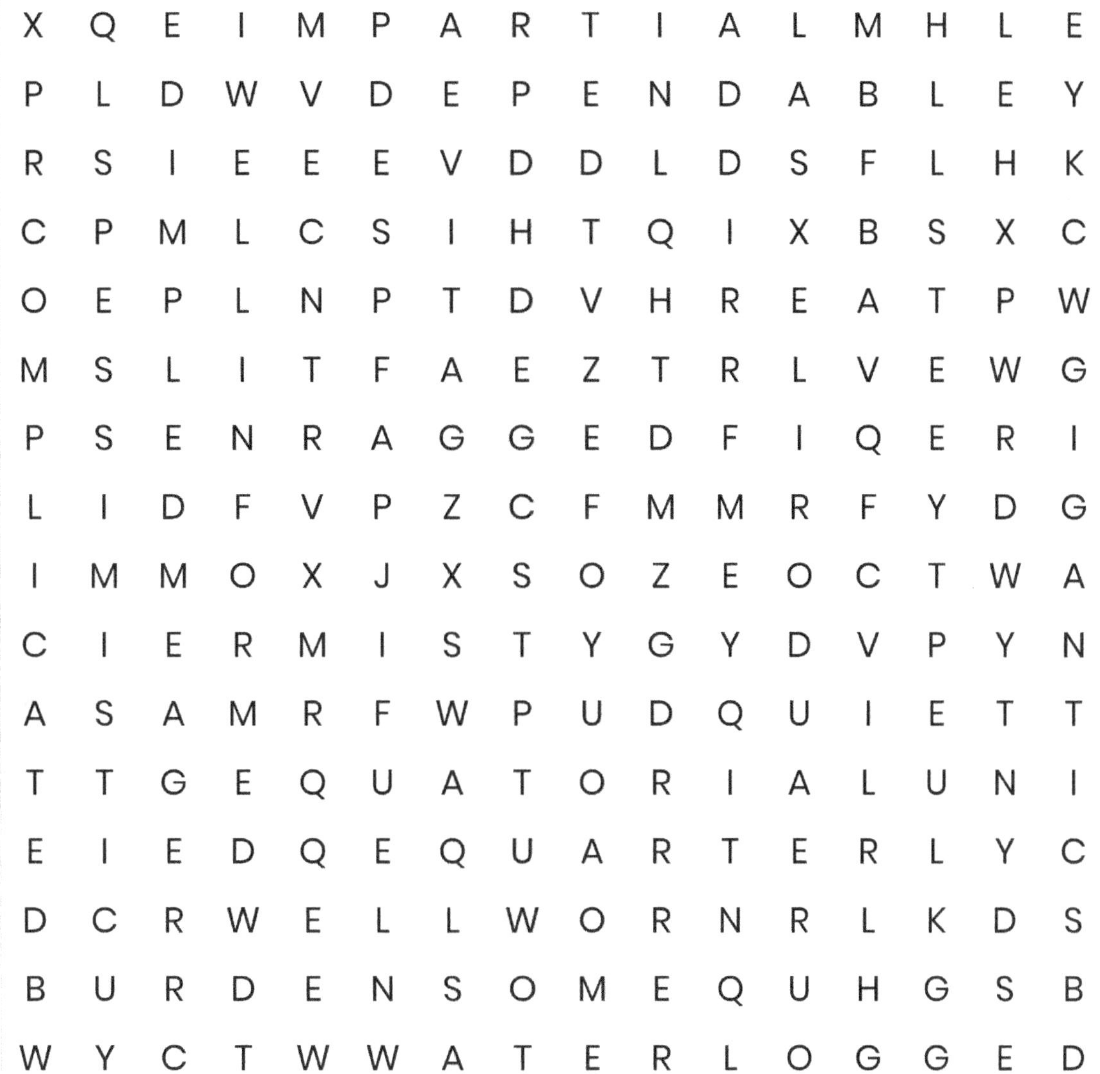

BURDENSOME   COMPLICATED
DEPENDABLE   DIMPLED
EQUATORIAL   ESTEEMED
FLASHY   GIGANTIC
IMPARTIAL   MEAGER
MISTY   PESSIMISTIC
QUARTERLY   QUIET
RAGGED   RELIEVED
THRIFTY   WATERLOGGED
WELL-INFORMED   WELL-WORN

Adjectives 16

```
D  G  Z  B  S  C  A  R  E  L  E  S  S  E  A  U
Z  S  T  B  F  O  D  B  K  L  M  E  C  B  D  I
T  O  X  H  L  T  F  I  P  I  L  M  O  S  X  U
I  X  X  Q  R  P  V  T  M  B  D  A  O  T  E  M
M  R  O  O  V  J  Y  K  A  I  I  E  L  Z  X  Z
E  D  H  E  P  R  C  R  P  R  E  Q  H  X  L  X
L  S  S  B  D  A  E  U  C  Q  B  L  O  A  K  J
Y  T  J  X  L  S  T  B  S  Y  C  A  M  A  H  C
T  O  I  B  I  S  E  R  O  D  X  R  N  T  A  H
F  V  P  M  G  W  L  C  F  G  O  R  X  R  G  A
L  W  R  E  L  N  I  R  T  N  O  F  F  N  E  R
L  I  I  C  O  H  I  N  X  W  Z  Q  M  X  N  M
A  N  M  O  S  C  D  S  D  C  L  E  A  N  U  I
H  G  A  C  S  Z  K  S  B  Y  G  J  A  E  I  N
R  E  R  M  Y  H  T  S  E  Y  V  P  Q  A  N  G
Y  D  Y  X  T  W  E  L  L  M  A  D  E  P  E  V
```

BLACK	CARELESS
CHARMING	CLEAN
COOL	DIM
DRY	GENUINE
GLOSSY	MISERABLE
NORMAL	PRIMARY
SHORT	SOFT
STUPID	TIMELY
WELL-MADE	WINDY
WINGED	WORN

Adjectives 17

```
E  A  Q  P  D  D  O  O  R  D  I  N  A  R  Y  E
G  R  Y  E  D  E  C  I  M  A  L  L  M  B  I  M
C  Z  C  S  O  Q  J  P  U  S  H  Y  L  U  N  B
Q  C  H  T  A  Q  M  G  L  D  Y  C  M  O  B  E
K  R  A  F  O  T  G  R  O  W  I  N  G  W  O  L
D  A  N  O  C  U  T  E  M  S  U  C  A  O  R  L
D  V  D  Q  Q  Y  G  E  J  E  P  Q  T  S  N  I
A  E  M  L  S  G  K  H  N  L  R  I  P  S  Q  S
T  R  A  W  Y  S  R  O  A  T  O  P  F  J  D  H
I  A  D  B  I  X  Z  O  S  R  I  V  Z  F  Z  E
O  G  E  R  B  S  E  N  T  I  Q  V  R  H  Y  D
Q  E  B  O  H  U  G  E  Y  E  Y  A  E  U  Y  F
Z  D  R  O  R  L  N  S  U  P  S  U  B  L  V  A
S  W  O  N  D  E  R  F  U  L  L  Q  L  W  A  T
Z  R  E  L  I  A  B  L  E  R  E  U  U  B  R  A
E  K  M  O  Q  W  J  M  O  F  D  F  Q  E  K  L
```

ATTENTIVE	AVERAGE
BRISK	CUTE
DECIMAL	DULL
EMBELLISHED	FATAL
GROTESQUE	GROWING
HANDMADE	HUGE
INBORN	NASTY
ORDINARY	PUSHY
RELIABLE	SPIFFY
TOUGH	WONDERFUL

Adjectives 18

```
R  Q  B  A  X  S  U  S  P  I  C  I  O  U  S  U
G  P  Z  O  A  B  Q  O  E  T  H  A  T  V  R  N
X  L  U  E  U  S  U  P  E  R  F  I  C  I  A  L
Z  E  R  E  C  T  A  N  G  U  L  A  R  H  J  O
T  A  A  D  L  J  L  F  L  Y  X  S  E  B  D  L
A  S  L  C  W  D  I  Y  R  W  I  N  W  E  T  D
U  E  X  Q  H  N  U  M  I  Y  B  O  C  L  A  E
T  D  L  A  U  I  S  T  L  N  S  O  O  O  U  A
G  U  B  R  O  W  N  I  I  R  G  P  M  V  T  F
R  C  J  V  O  I  A  G  J  F  J  Y  P  E  X  E
I  S  R  T  S  R  J  D  X  L  U  L  E  D  N  N
D  V  G  U  F  Q  S  T  Z  B  L  L  T  V  D  I
F  I  T  T  I  N  G  N  N  I  K  E  E  E  W  N
T  I  R  R  I  T  A  T  I  N  G  V  N  A  U  G
C  W  T  E  N  S  E  C  G  C  I  J  T  P  W  Y
A  G  I  T  A  T  E  D  Z  Q  N  M  B  K  C  C
```

ACHING	AGITATED
BELOVED	BROWN
COMPETENT	DEAFENING
DUTIFUL	FITTING
FRAIL	IRRITATING
OUTLYING	PLEASED
RECTANGULAR	SNOOPY
SUPERFICIAL	SUSPICIOUS
TAUT	TENSE
THAT	

Adjectives 19

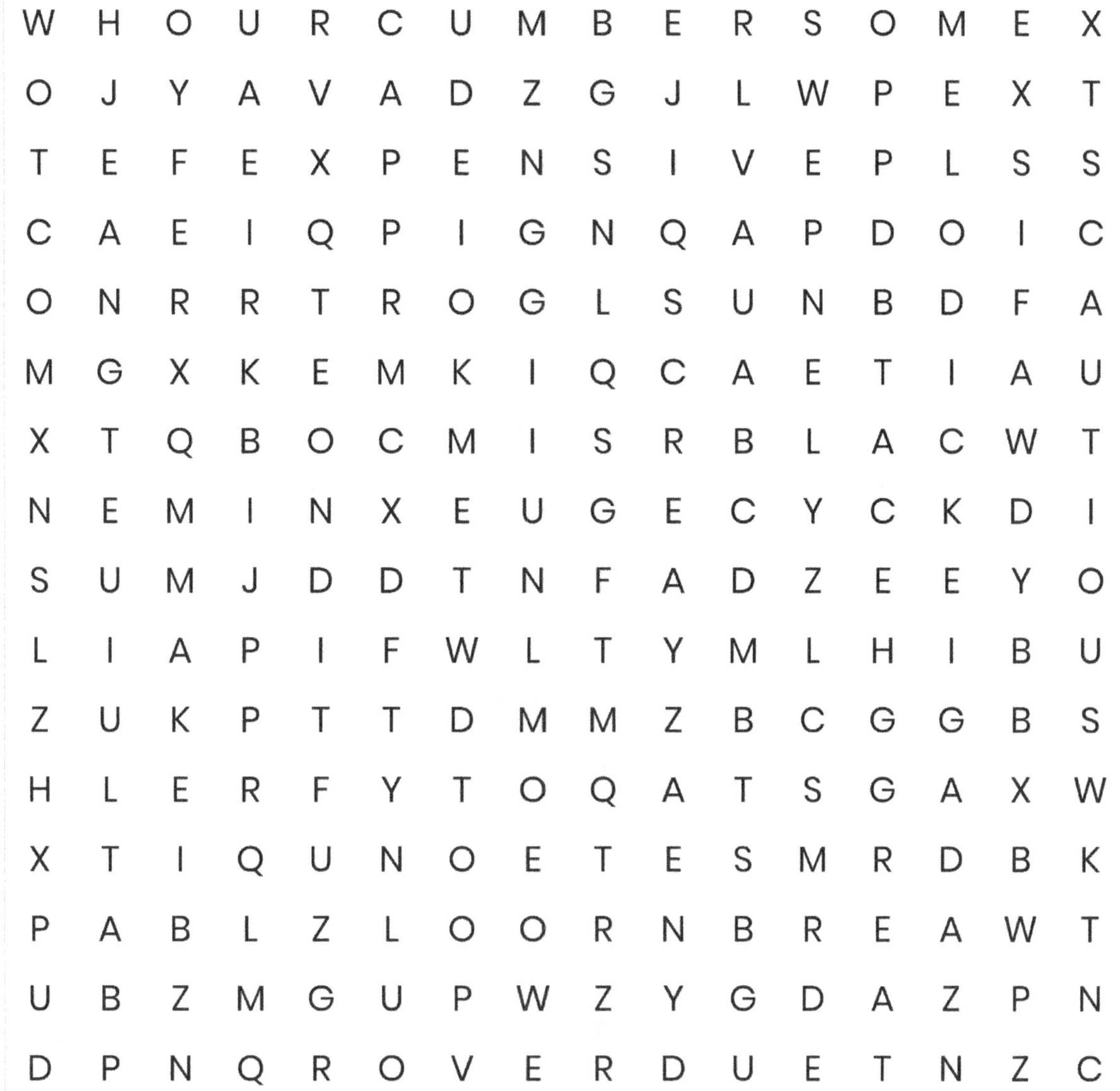

CAUTIOUS

EMPTY

GIANT

GRAND

JITTERY

MELODIC

POISED

RECENT

TEPID

CUMBERSOME

EXPENSIVE

GLOOMY

GREAT

LUMBERING

OVERDUE

POTABLE

SQUEAKY

WRETCHED

Adjectives 20

```
J  W  X  B  W  S  Y  F  E  R  Z  A  E  X  C  O
H  A  R  C  W  R  P  R  I  V  A  T  E  A  R  S
E  R  Q  U  P  R  U  I  T  Y  T  S  S  A  X  M
S  P  Q  S  R  I  N  F  I  N  I  T  E  P  N  R
S  E  G  J  A  U  E  W  A  R  Y  M  O  G  Y  T
E  D  L  P  J  T  N  T  C  Y  Z  E  X  M  S  N
N  O  X  I  O  U  S  N  M  W  O  R  D  Y  R  H
T  R  P  M  F  N  T  Z  Y  R  I  H  E  S  U  P
I  G  E  G  O  N  J  H  R  L  Y  C  A  A  D  A
A  R  O  C  E  N  U  L  Z  D  A  Y  Y  E  D  V
L  N  H  C  Q  P  E  W  P  T  Y  R  H  E  Y  Z
T  A  E  I  O  G  O  E  F  N  I  S  G  D  N  E
X  D  J  J  G  Q  U  I  D  O  B  G  K  E  N  U
O  G  L  B  C  H  K  X  F  Y  X  O  L  V  T  A
N  A  T  U  R  A  L  I  C  R  I  J  O  L  L  Y
Y  Q  K  K  R  I  N  G  E  D  K  X  O  E  C  O
```

CONSTANT	DECENT
ESSENTIAL	HIGH
ICY	INFINITE
JOLLY	LARGE
NATURAL	NEEDY
NOXIOUS	PRIVATE
REMOTE	RINGED
RUDDY	RUNNY
SPRY	WARPED
WARY	WORDY

Adjectives 21

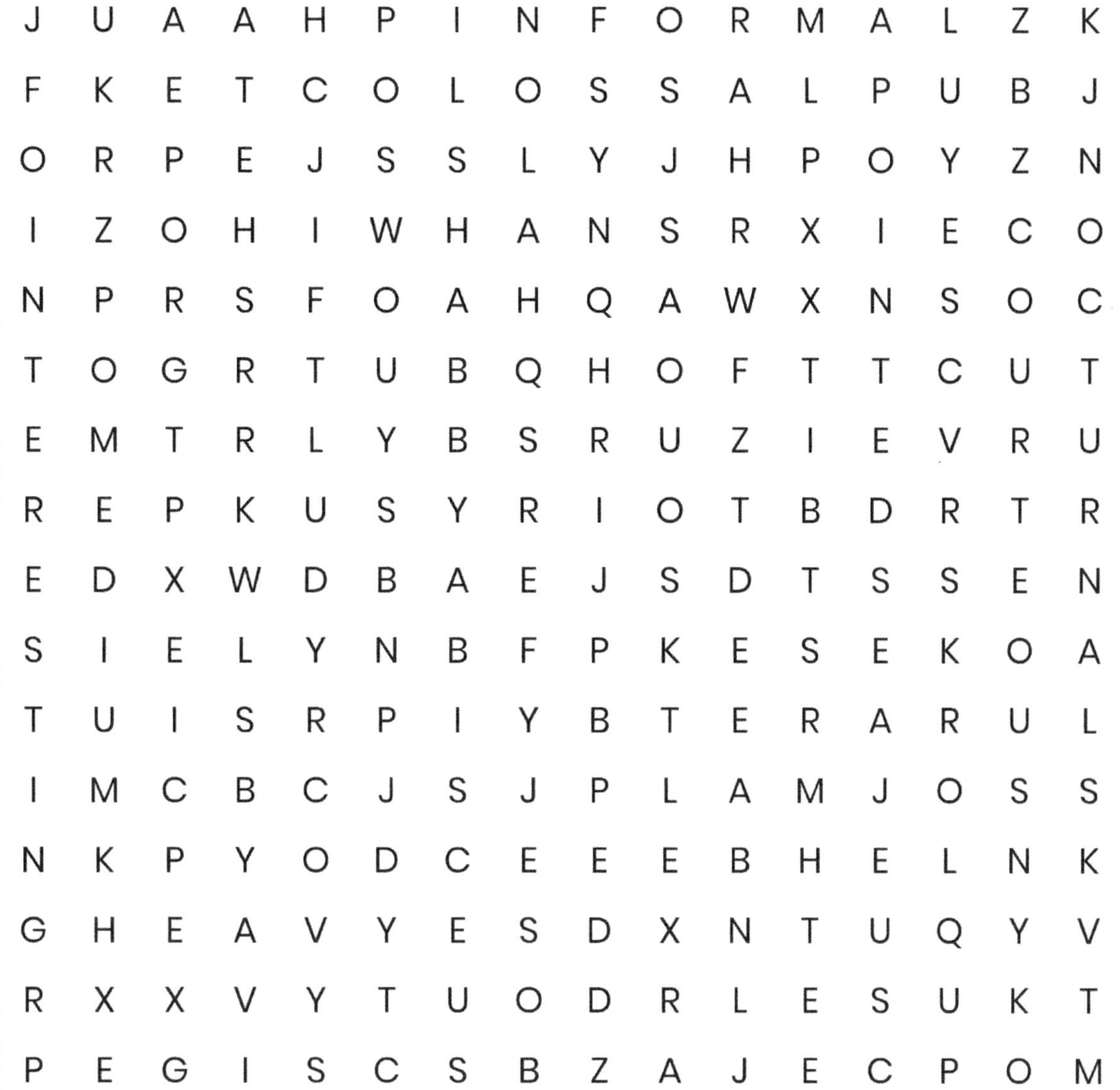

COLOSSAL
DEAREST
GRUBBY
INFORMAL
MEDIUM
NARROW
POINTED
SHARP
USELESS

COURTEOUS
FROSTY
HEAVY
INTERESTING
MILD
NOCTURNAL
SHABBY
STEEP
UTTER

Adjectives 22

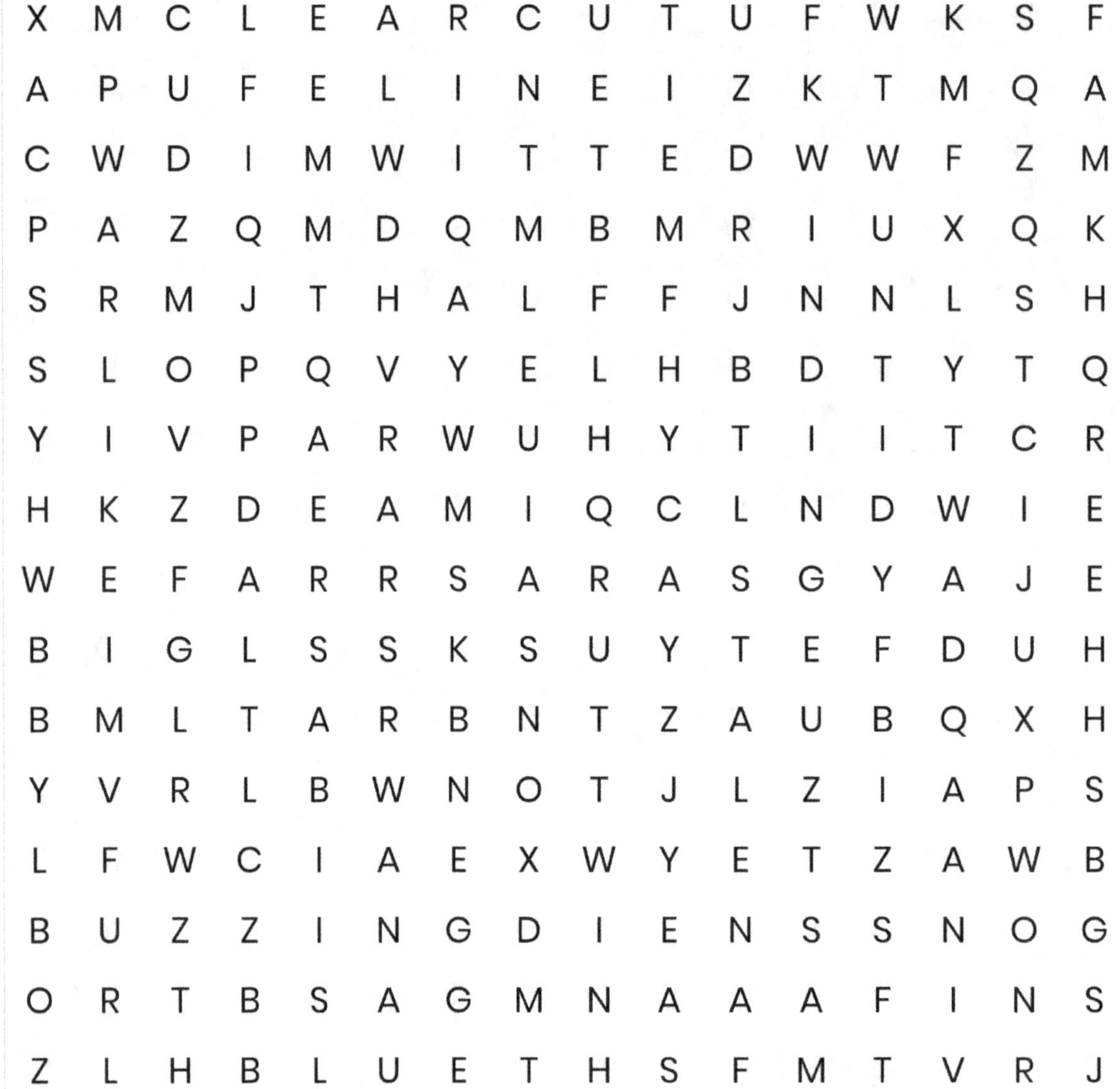

ANNUAL	ANTIQUE
BLUE	BUZZING
CLEAR-CUT	DIMWITTED
FAIR	FELINE
FLAWED	HALF
PROPER	STALE
TWIN	UNTIDY
WARLIKE	WILLING
WINDING	WIRY

Adjectives 23

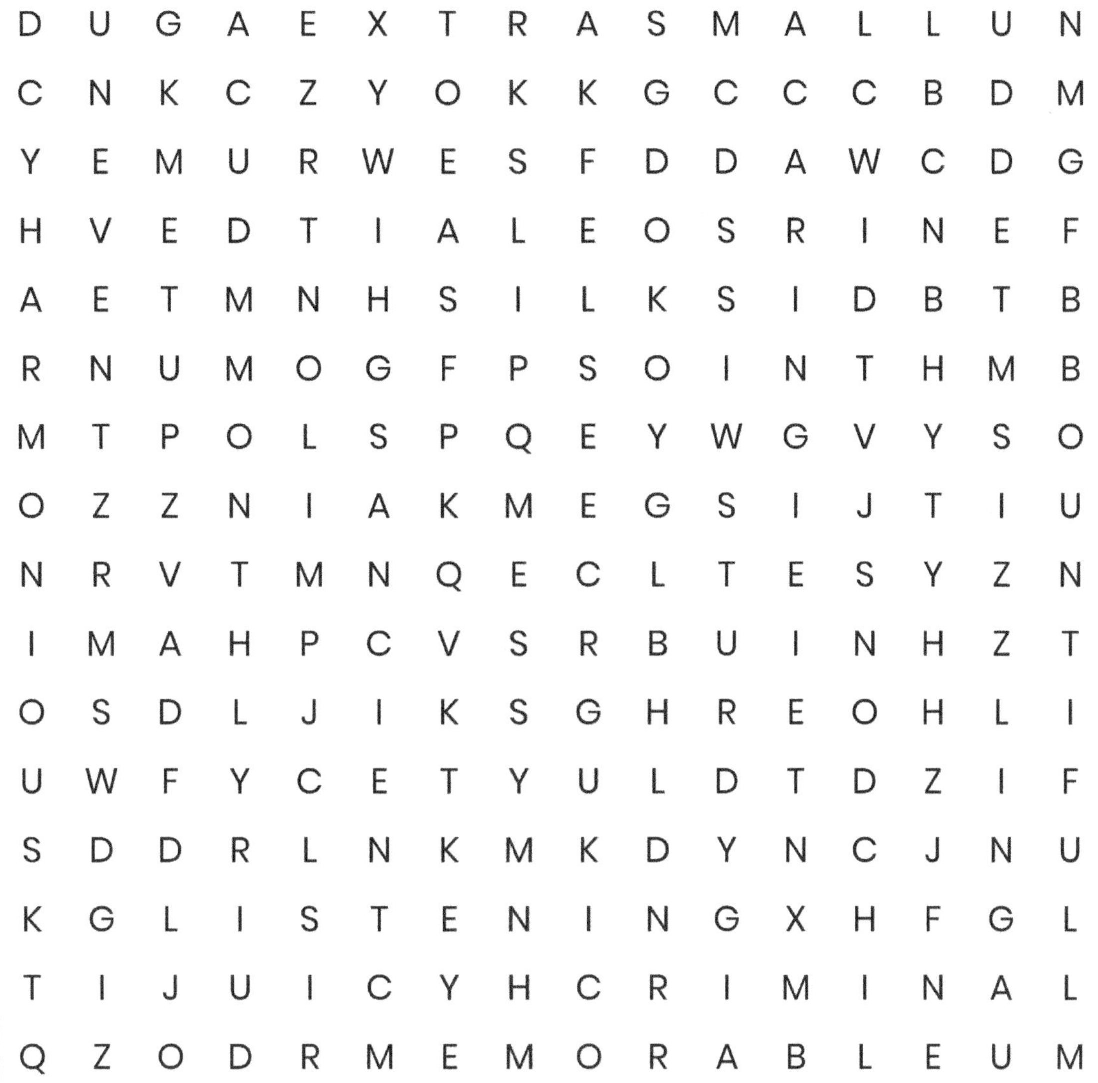

ANCIENT	BOUNTIFUL
CARING	CRIMINAL
CRISP	EXTRA-SMALL
GLISTENING	HARMONIOUS
HIDDEN	JUICY
LIMP	MEMORABLE
MESSY	MONTHLY
SATISFIED	SIZZLING
STURDY	UNEVEN
YELLOWISH	

Adjectives 24

```
D D E K L N O B E D I E N T K S
L L F S E G V V Q B Z G T S Q A
Z T I V S C J L Y S M N U V O B
C I I F W L H W E O M O D A W S
E L O A L U W M L A R F P M Q O
A I A I O E K I K O D T R V V L
P N C L Q L V C G H A I C H H U
P N R I Y E D I B P Q O N I A T
J O O N V S V J M O T R U G T E
S C B G Z S J Y Y O L K B N E X
Z E A U W H O L E R A O U O F T
Y N T O T A L N D Z I N D L U N
Q T I Q O F F E N S I V E F L N
U H C D S R G B F M L A X S A U
R I Z I L A B O W E D H F A S T
E T X G B Z B L O N D I L X T E
```

ABSOLUTE	ACROBATIC
AGED	ALIVE
BLOND	BOWED
CLUELESS	EVIL
FAILING	FAST
HATEFUL	INNOCENT
LEADING	OBEDIENT
OFFENSIVE	POOR
TOTAL	VIGOROUS
WHOLE	

Adjectives 25

```
D I D D E F E N S I V E Y G Z I
I N U N E Q U A L E D R R J Y P
S S V Y I S Z Y G N G L R E M N
T I G A C A I S K N X O Y C S C
O D E U P M R C A J J L H K P E
R I R T Y T I D K Y G Z V A L L
T O G H A J G X V S V E L T E E
E U J E C L P P E P P E R Y A M
D S B N R J O V A J E R F I S E
B P T T U C P P N O R F B P A N
U F P I E B U Z Z V S H K E N T
P Y Z C L C L T E I F A O B T A
K I N D L Y A V V A D H G E M R
G R Z S C A R C E L H U M F N Y
O R Z J M L C S S I L K Y J B A
A R D L N Z F A N T A S T I C Z
```

ANGRY	AUTHENTIC
CRUEL	DEFENSIVE
DISTORTED	ELEMENTARY
FANTASTIC	INSIDIOUS
JOVIAL	KINDLY
PEPPERY	PLEASANT
POPULAR	SCARCE
SICK	SILKY
SVELTE	UNEQUALED
UPBEAT	

Adjectives 26

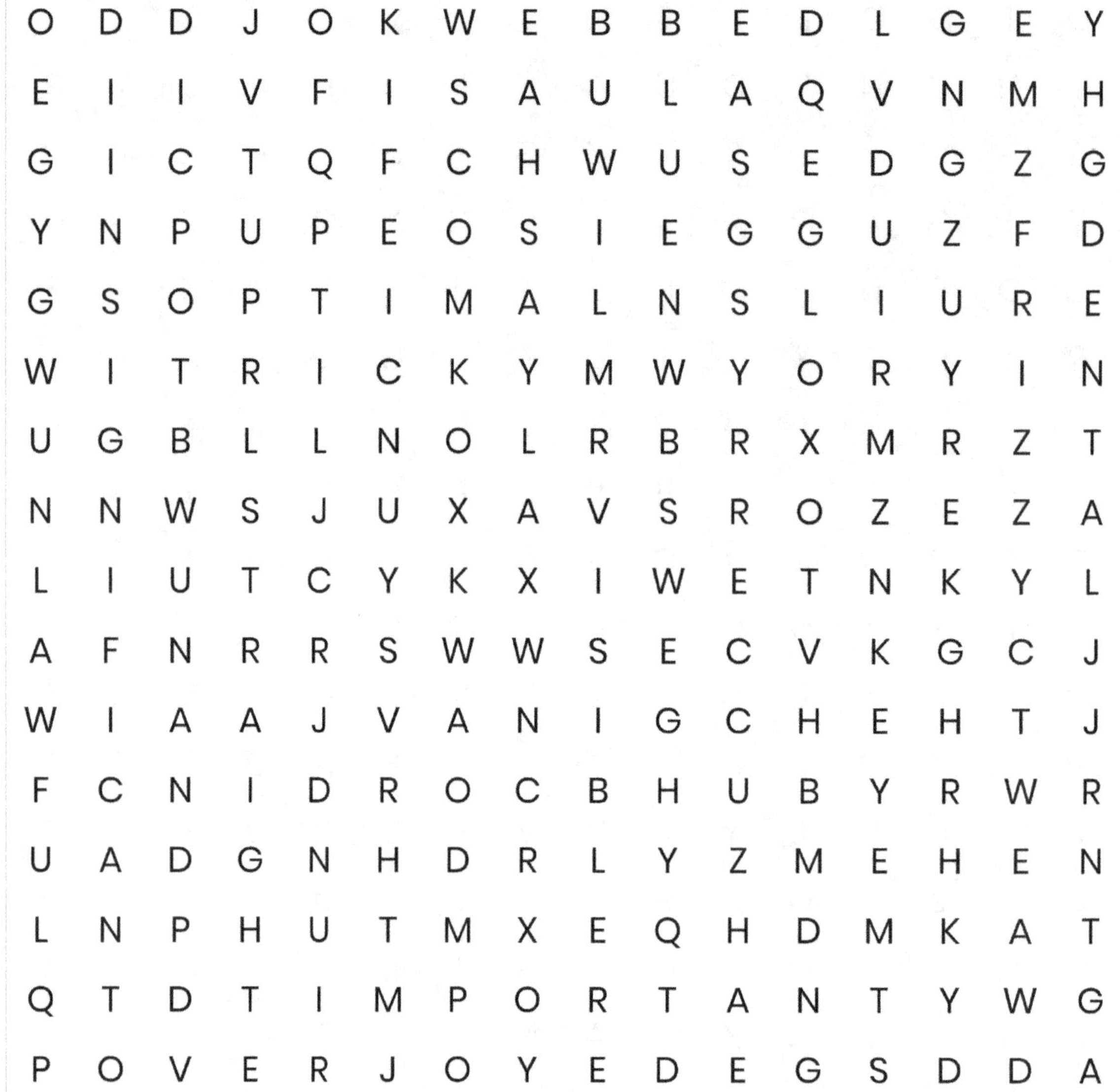

AWESOME	DENTAL
FAINT	FRIZZY
GUMMY	IMPORTANT
INSIGNIFICANT	OPTIMAL
OVERJOYED	RAW
SEVERE	SHINY
STRAIGHT	TRICKY
UNLAWFUL	VISIBLE
WEBBED	WRONG

Adjectives 27

```
S  W  I  K  U  W  Q  V  B  R  O  N  Z  E  P  S
S  A  L  A  R  M  I  N  G  E  O  S  S  A  E  S
A  E  Y  R  F  L  I  P  P  A  N  T  M  G  R  E
U  Q  N  E  U  C  D  S  A  U  Y  J  H  N  S  N
N  C  E  A  A  D  S  A  U  D  V  H  A  M  O  N
B  F  D  D  R  B  P  B  P  B  G  G  G  F  N  F
I  S  U  Y  O  G  V  J  C  P  U  F  F  A  A  C
M  J  C  Z  M  H  Y  S  O  H  E  R  E  O  L  N
C  D  A  W  A  Q  V  B  T  I  I  R  B  X  N  E
O  Q  T  R  T  Z  Y  B  X  R  N  L  T  A  Y  D
X  G  E  Y  I  U  L  A  H  B  I  T  L  W  N  W
T  G  D  I  C  Q  Q  R  B  J  Z  C  E  Y  K  C
K  C  O  O  K  E  D  R  N  L  U  F  T  B  G  N
Y  K  R  I  P  E  F  E  Z  S  H  A  D  O  W  Y
R  Z  J  F  C  F  W  N  S  I  O  M  W  U  A  Y
S  C  I  E  N  T  I  F  I  C  S  M  C  J  G  B
```

ALARMING	AROMATIC
BARREN	BRONZE
CHILLY	COOKED
DAPPER	EDUCATED
FEW	FLIPPANT
FOND	JOINT
PERSONAL	READY
RIPE	SCIENTIFIC
SHADOWY	STRICT
SUBURBAN	WRY

Adjectives 28

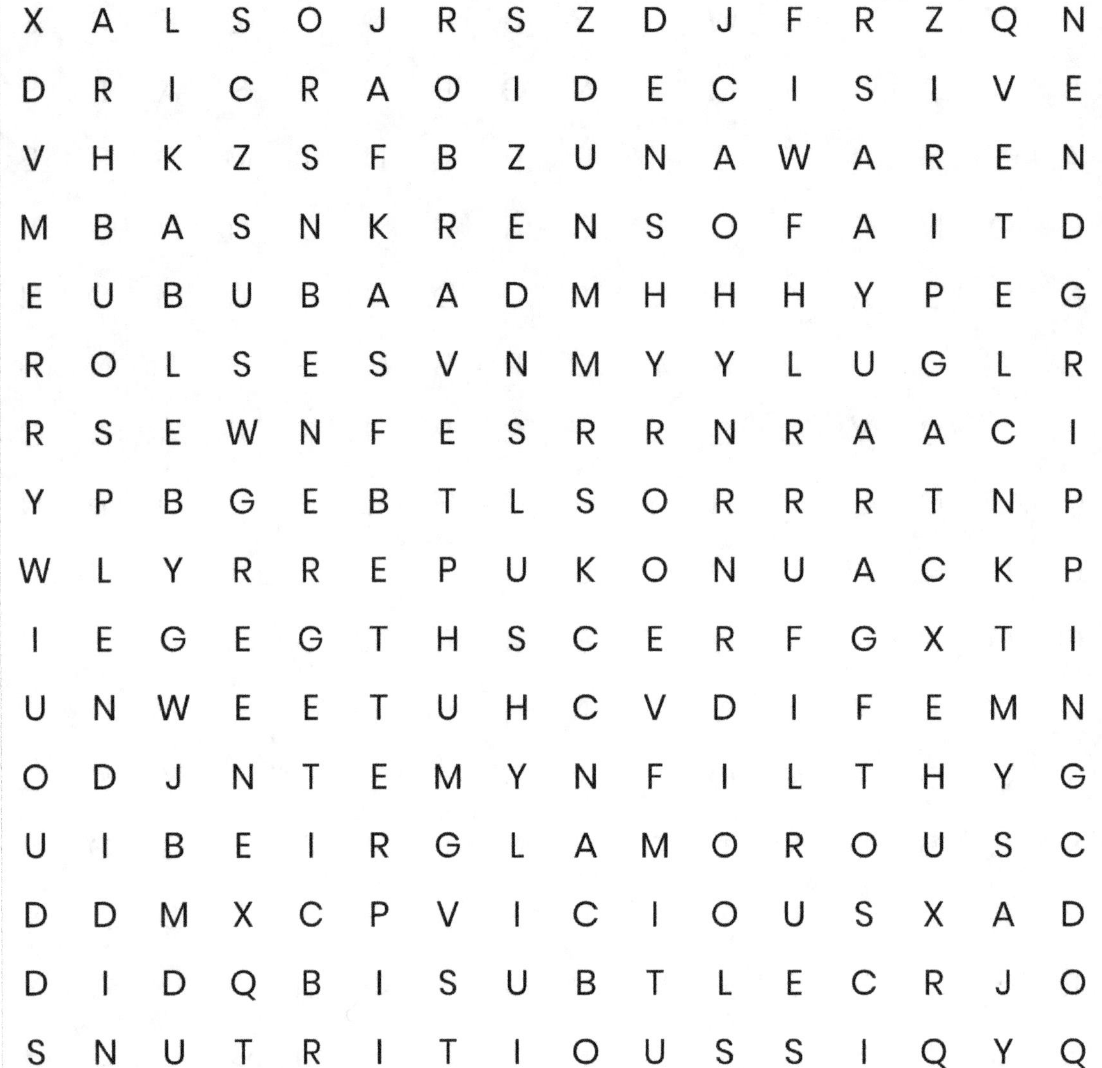

BETTER
CORRUPT
ENERGETIC
FILTHY
GREEN
LIKABLE
NUTRITIOUS
RURAL
SPLENDID
UNAWARE

BRAVE
DECISIVE
ENRAGED
GLAMOROUS
GRIPPING
MERRY
ONLY
SLUSHY
SUBTLE
VICIOUS

Adjectives 29

```
C O T D E L I C I O U S H E S P
Z C M C A F P A L E D Z L R W K
N D Q A E N L I G D E A X Z E M
R P A U R N X I D V P Z F Q L Y
A E O G I R V I C A P A U I T S
O T C L L Z I I O K R T S M E T
L Q R K I V Z E O U E L E T R E
M X D D L S W I D U S R I I I R
E N P V F E H R C F S C I N N I
D O Z P D U S E I A Q R K N G O
I V G B T L T S D T L O P E G U
C E S T H I R S T Y H J A V T S
A L H Z T Z D W M U D I X T H A
L U M I V T U A Z V F F N M W K
D Q Q Y H S E N K M J Q S G O M
G F P R A C T I C A L I D R U S
```

ANXIOUS	DARLING
DELICIOUS	ENVIOUS
FLICKERING	MARRIED
MEDICAL	MYSTERIOUS
NOVEL	PALE
PAST	POLISHED
PRACTICAL	QUIZZICAL
RECKLESS	SWELTERING
THIRSTY	WAN
WRITHING	

Adjectives 30

```
Q  M  K  L  D  P  H  Y  S  I  C  A  L  C  N  S
F  Q  M  A  V  M  S  U  P  P  O  R  T  I  V  E
B  O  E  P  U  T  R  I  D  R  L  T  D  D  I  X
Z  R  M  J  A  D  B  G  J  W  E  I  D  R  S  B
A  D  I  H  R  M  A  J  O  R  D  C  N  Y  Y  N
T  E  N  C  E  Z  J  S  W  E  G  L  I  E  P  H
D  R  E  U  F  C  W  P  H  E  A  Q  E  O  A  A
E  L  N  J  L  Y  Y  C  R  A  P  J  K  A  U  R
L  Y  T  L  E  Y  A  D  V  U  M  G  J  T  F  S
I  C  L  C  C  T  I  W  F  B  D  E  X  U  B  Y
R  Z  N  Q  T  G  G  E  Q  W  A  E  L  U  C  E
I  D  P  A  I  I  T  I  S  O  H  G  N  E  A  Z
O  C  R  R  N  Q  K  G  A  O  T  Z  G  T  S  O
U  Y  O  M  G  D  F  H  B  Z  A  M  R  Y  G  S
S  Z  U  P  D  L  R  T  O  Y  K  S  I  Y  O  Z
O  B  D  Z  X  G  D  Y  Q  I  W  T  R  U  Y  R
```

ATTACHED	BAGGY
DELIRIOUS	EMINENT
LEAFY	LINEAR
MAJOR	ORDERLY
PHYSICAL	PRECIOUS
PROUD	PRUDENT
PUTRID	REFLECTING
RIGID	SHAMELESS
SUPPORTIVE	WEIGHTY
WOOZY	

Adjectives 31

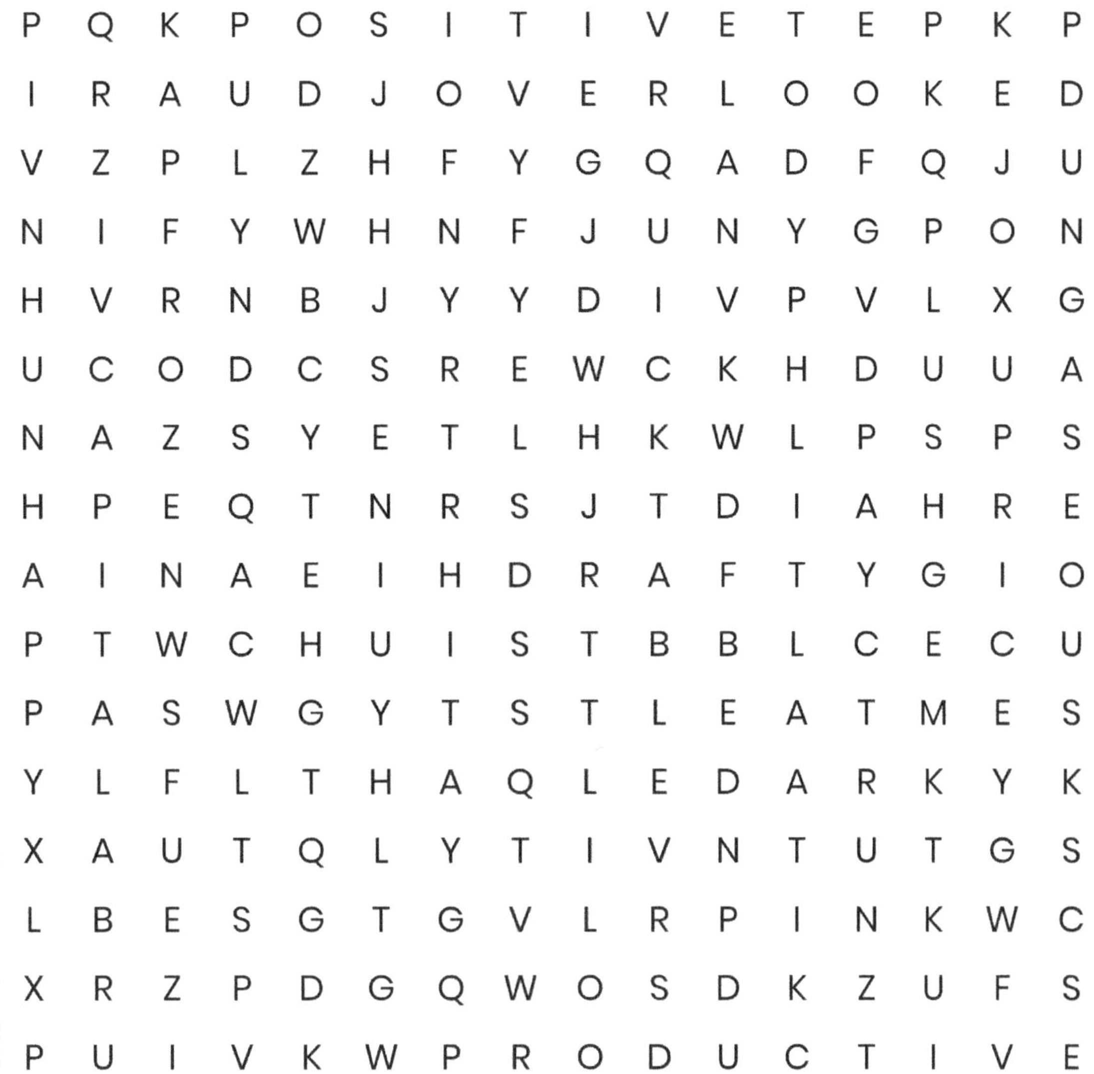

P	Q	K	P	O	S	I	T	I	V	E	T	E	P	K	P

ABLE
DARK
FROZEN
LAST
OVERLOOKED
PLUSH
PRETTY
PRODUCTIVE
SCENTED
WATERY

CAPITAL
DRAFTY
GASEOUS
ORNATE
PINK
POSITIVE
PRICEY
QUICK
UNHAPPY
WHIRLWIND

Adjectives 32

```
K D Z I N W R C S I L V E R X T
B X U T R U S T W O R T H Y M S
F E E B N O W Z L W H F Q W U O
O I B F C X S A J Y Q D E H N P
R P P N W L T W L T L L W G D H
T V U J L I A N I U S O R E A I
U U I R V P E S F F S J K Y N S
N N S G P V I E S U T G I L E T
A W K L A L C R O I N H A C X I
T I H E Y A E L O I C C F Y S C
E L H J E X A J S N I Q F E N A
F L X P O E T U E T C F J J Y T
Z I D H J Y M T I Z U L S T S E
Y N X N E A O L E L A D A F C D
J G G W E D O U F Y H N G D W K
H W K C T P F B S F W V Y Z V Q
```

AMUSING	CLASSIC
FLUFFY	FORTUNATE
HEAVENLY	IRONCLAD
JEALOUS	JOYOUS
MUNDANE	PEACEFUL
POLITICAL	PURPLE
SILVER	SOPHISTICATED
SORE	SWIFT
TRUSTWORTHY	UNWILLING
VITAL	ZANY

Adjectives 33

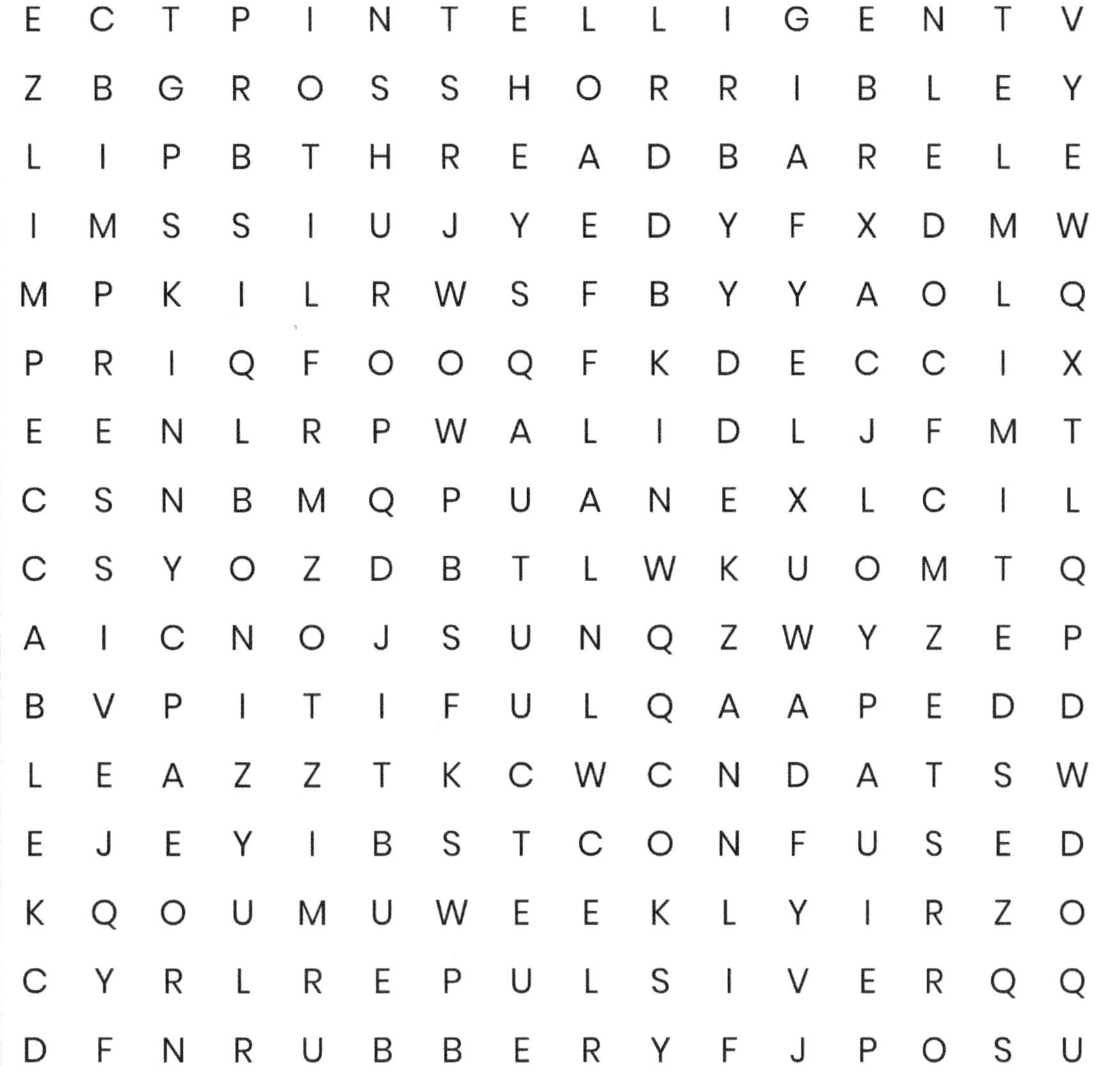

BULKY

CONFUSED

FRUITFUL

HORRIBLE

IMPRESSIVE

LIMITED

REPULSIVE

SKINNY

STAID

UNWELCOME

COMPOSED

DEADLY

GROSS

IMPECCABLE

INTELLIGENT

PITIFUL

RUBBERY

SLOW

THREADBARE

WEEKLY

Adjectives 34

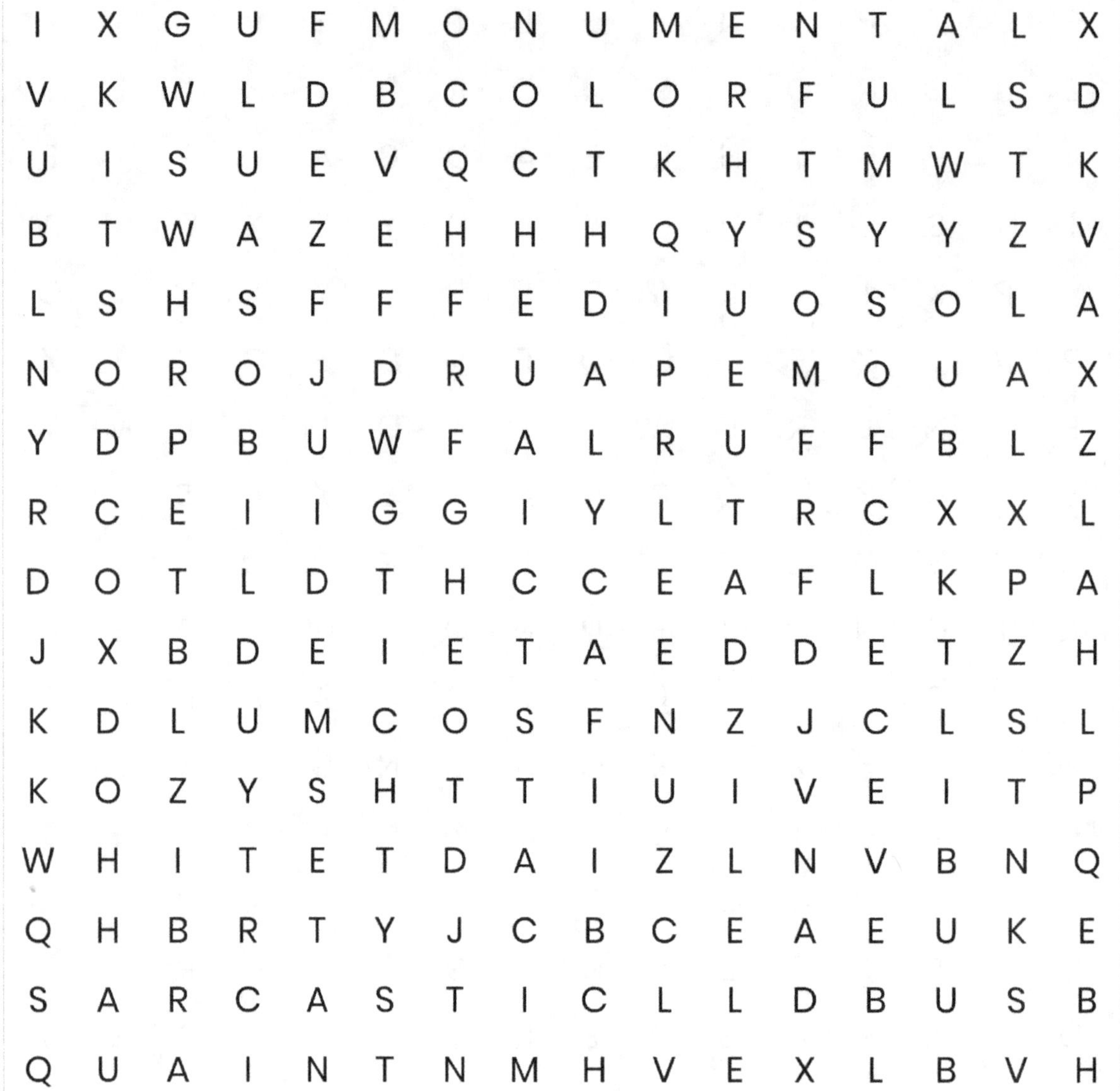

BITE-SIZED · CANINE
CHIEF · CLUMSY
COLORFUL · DELECTABLE
FEARFUL · FRAYED
GLEEFUL · HEARTFELT
IDIOTIC · LAVISH
MONUMENTAL · QUAINT
ROBUST · SARCASTIC
THOUGHTFUL · WHITE

Adjectives 35

```
B  L  U  S  H  I  N  G  L  Z  J  L  P  B  X  F
S  W  S  T  U  D  I  O  U  S  A  V  P  N  W  Q
X  P  I  I  E  I  P  Z  Q  I  S  G  B  V  I  G
H  A  W  C  R  O  A  S  T  E  D  F  F  U  L  A
B  D  W  I  K  X  M  S  T  R  I  D  E  N  T  T
N  M  A  F  K  E  B  C  L  E  A  R  L  Z  E  T
S  I  O  E  C  I  D  R  B  L  A  N  K  C  D  R
Y  R  S  I  A  C  A  E  T  F  U  N  N  U  I  A
F  E  E  S  R  K  T  A  S  Z  F  W  K  R  U  C
M  D  V  T  M  Y  C  T  I  N  O  R  X  V  F  T
A  L  Q  Y  Z  R  H  I  D  N  R  O  C  Y  H  I
E  Y  K  A  J  C  K  V  K  R  M  Y  X  F  C  V
S  M  O  O  T  H  E  E  X  Q  A  A  G  B  U  E
I  M  M  Q  Y  M  V  I  H  L  L  A  F  Q  R
V  F  E  V  D  L  O  P  S  I  D  E  D  W  U  I
R  L  D  S  B  V  K  F  O  R  C  E  F  U  L  Y
```

ADMIRED	ATTRACTIVE
BLANK	BLUSHING
CLEAR	CREATIVE
CURVY	FEISTY
FORCEFUL	FORMAL
ICKY	KNOWN
LOPSIDED	ROASTED
ROYAL	SMOOTH
STRIDENT	STUDIOUS
WICKED	WILTED

Adjectives 36

```
H  O  P  R  D  B  S  E  R  I  O  U  S  U  W  O
T  S  L  C  R  U  S  H  I  N  G  D  L  H  E  O
X  J  E  E  O  L  I  V  I  D  Y  M  Z  U  B  C
S  Q  A  J  I  I  G  D  E  L  P  M  G  J  L  U
L  V  S  H  D  B  C  F  E  Y  H  A  N  Z  Q  V
D  T  I  L  R  I  R  V  L  Y  V  F  S  S  S  Q
I  U  N  T  I  U  O  E  H  A  N  P  K  T  R  B
H  N  G  S  U  L  A  O  W  R  K  Z  B  P  E  M
P  L  W  P  A  R  T  I  A  L  Y  Y  E  O  C  L
L  U  R  W  Q  A  B  U  F  D  R  T  W  W  S  L
A  C  D  B  U  U  O  N  M  P  X  I  E  O  I
Y  K  B  B  A  R  B  A  L  E  K  H  T  R  U  K
F  Y  O  T  I  G  S  H  N  E  A  A  C  L  P  E
U  A  G  O  N  I  Z  I  N  G  N  I  H  E  Y  L
L  F  R  O  W  D  Y  P  R  L  E  T  E  S  B  Y
E  W  D  E  P  E  N  D  E  N  T  M  D  S  A  Z
```

AGONIZING	BEWITCHED
CRUSHING	DEPENDENT
FLAKY	LIKELY
LIVID	LOVELY
PARTIAL	PASTEL
PLAYFUL	PLEASING
POWERLESS	ROWDY
SANDY	SERIOUS
SOUPY	TURBULENT
UNLUCKY	VAGUE

Adjectives 37

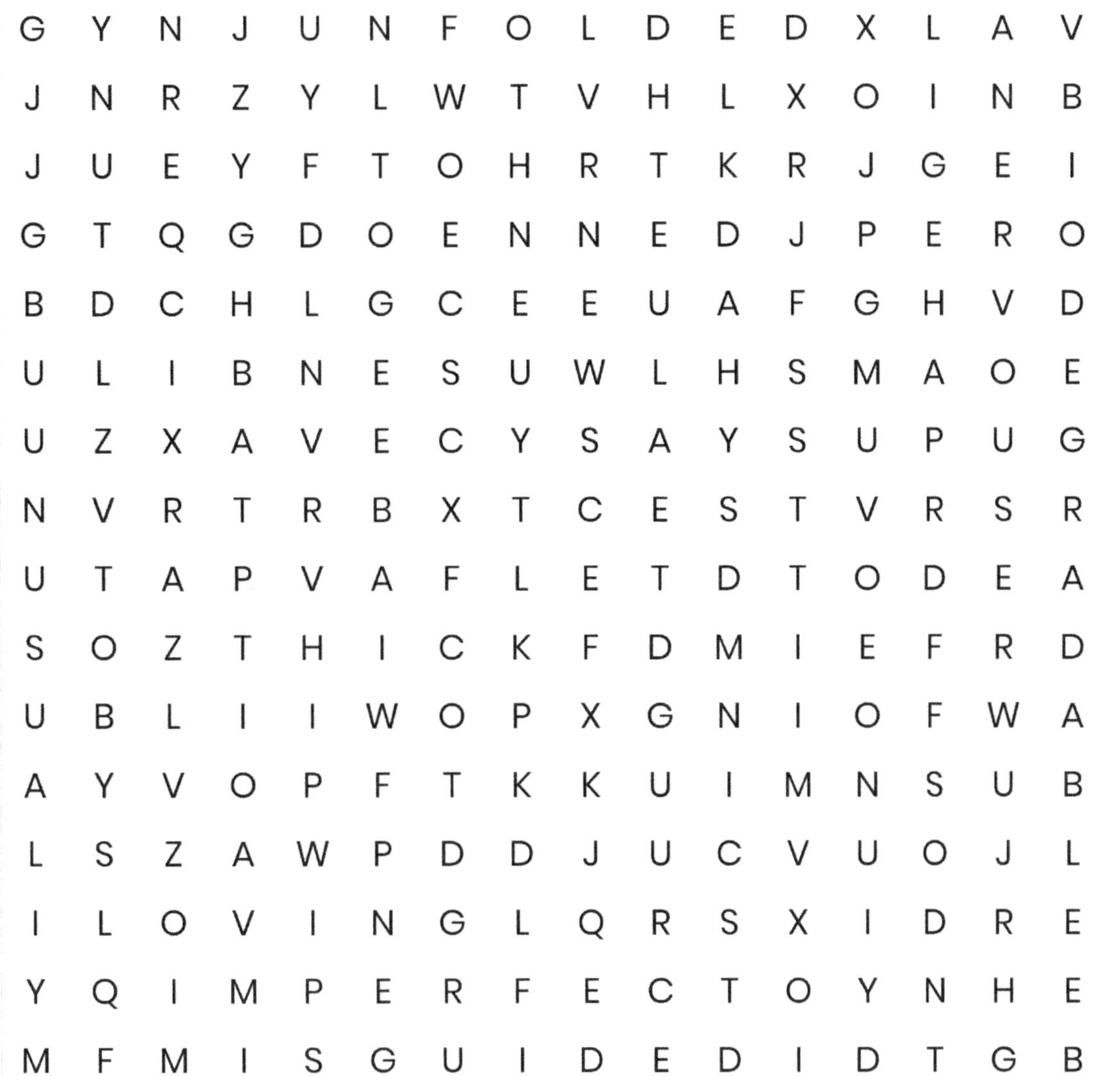

BIODEGRADABLE   FOCUSED
GIVING   IMPERFECT
JUNIOR   LONELY
LOVING   LOW
MINOR   MISGUIDED
NEGLECTED   NERVOUS
PRESENT   STRANGE
THICK   TREASURED
UNFOLDED   UNUSUAL
WASTEFUL

Adjectives 38

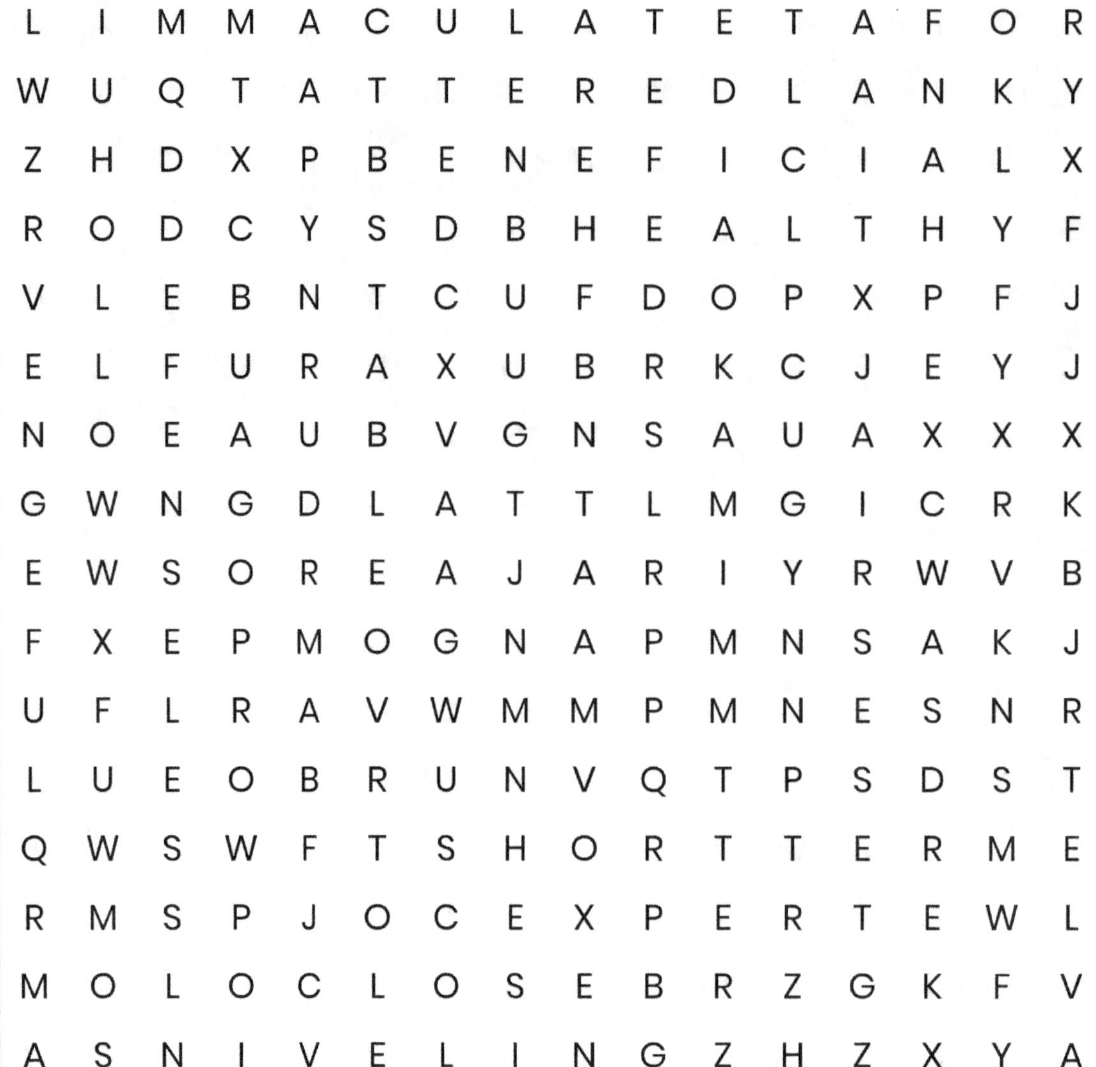

AJAR · APT
BENEFICIAL · CLOSE
DEFENSELESS · EXPERT
FRAGRANT · GROWN
HEALTHY · HOLLOW
IMMACULATE · LANKY
SHORT-TERM · SNIVELING
SPARSE · STABLE
TATTERED · UNLINED
VENGEFUL

Adjectives 39

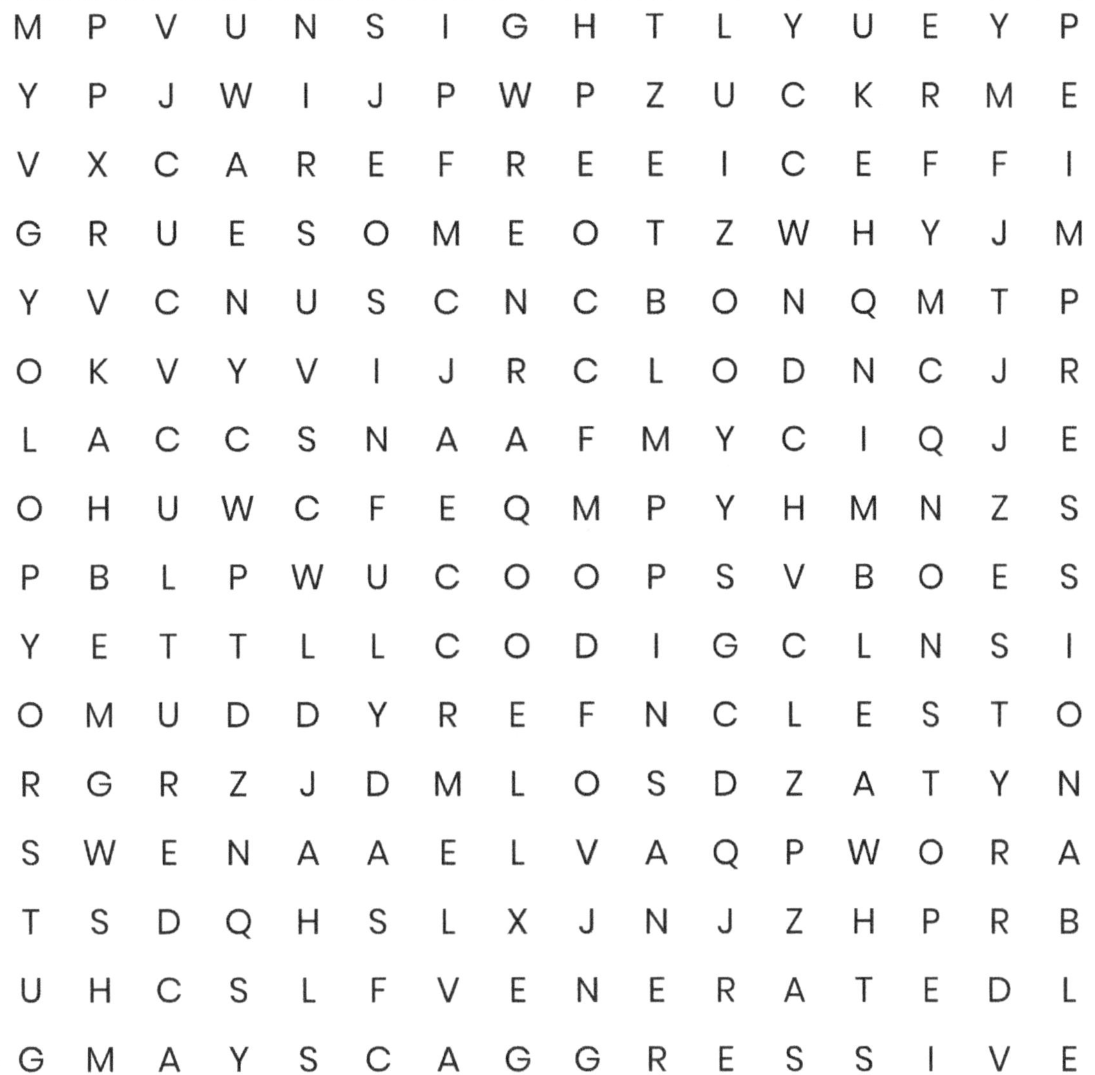

AGGRESSIVE	ARCTIC
ASHAMED	CAREFREE
COMMON	CULTURED
DROOPY	FLOWERY
GRUESOME	IMPRESSIONABLE
LONG	MUDDY
NIMBLE	NONSTOP
SANE	SELFISH
SINFUL	UNSIGHTLY
VENERATED	ZESTY

Adjectives 40

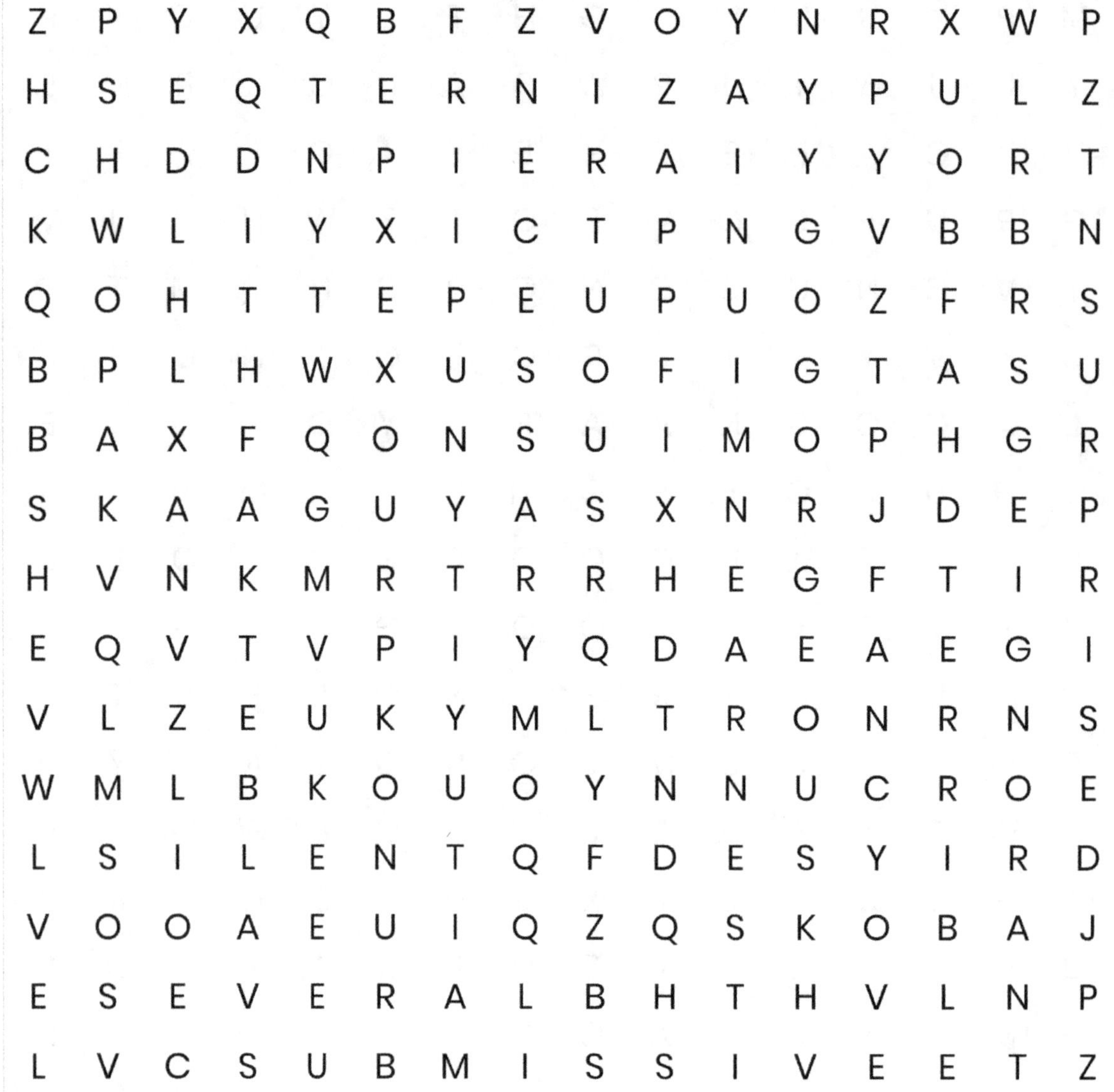

ANOTHER		BOLD
EARNEST		FANCY
GORGEOUS		GRIMY
IGNORANT		NECESSARY
OLD		PUNY
SALTY		SEVERAL
SILENT		SUBMISSIVE
SURPRISED		TERRIBLE
VIRTUOUS		ZIGZAG

Adjectives 41

T V Y M V A I N A U T I C A L I
G U L L I B L E C A H L I U F X
B T T O B J A Y F W G J S R A C
T R A D I A N T E R I X T E Q D
A U M O A R G L E U F O S S I D
R Z O A O B I P P G T M M P O Q
T X D C S T L S X S E O E N B
Z B P T N C C K T J D R J C X A
Y O E A O F U L U A T H E T G M
O U F L M U E L O N I R R F N A
Z N N Q A M R T I S K N T U J Z
I I W V E T Q R A N E E E L Z I
C I A C S B E Q J O E D M D Q N
U N G R O U N D E D R O T P D G
P I P U Z Z L I N G P P S G T Q
O B T L R E A L I S T I C B Q I

AMAZING   BELATED
CLOSED   CORNY
GIFTED   GROUNDED
GULLIBLE   INFANTILE
INTREPID   MASCULINE
NAUTICAL   OUR
PUZZLING   RADIANT
REALISTIC   RESPECTFUL
STAINED   TART
UNKEMPT

Adjectives 42

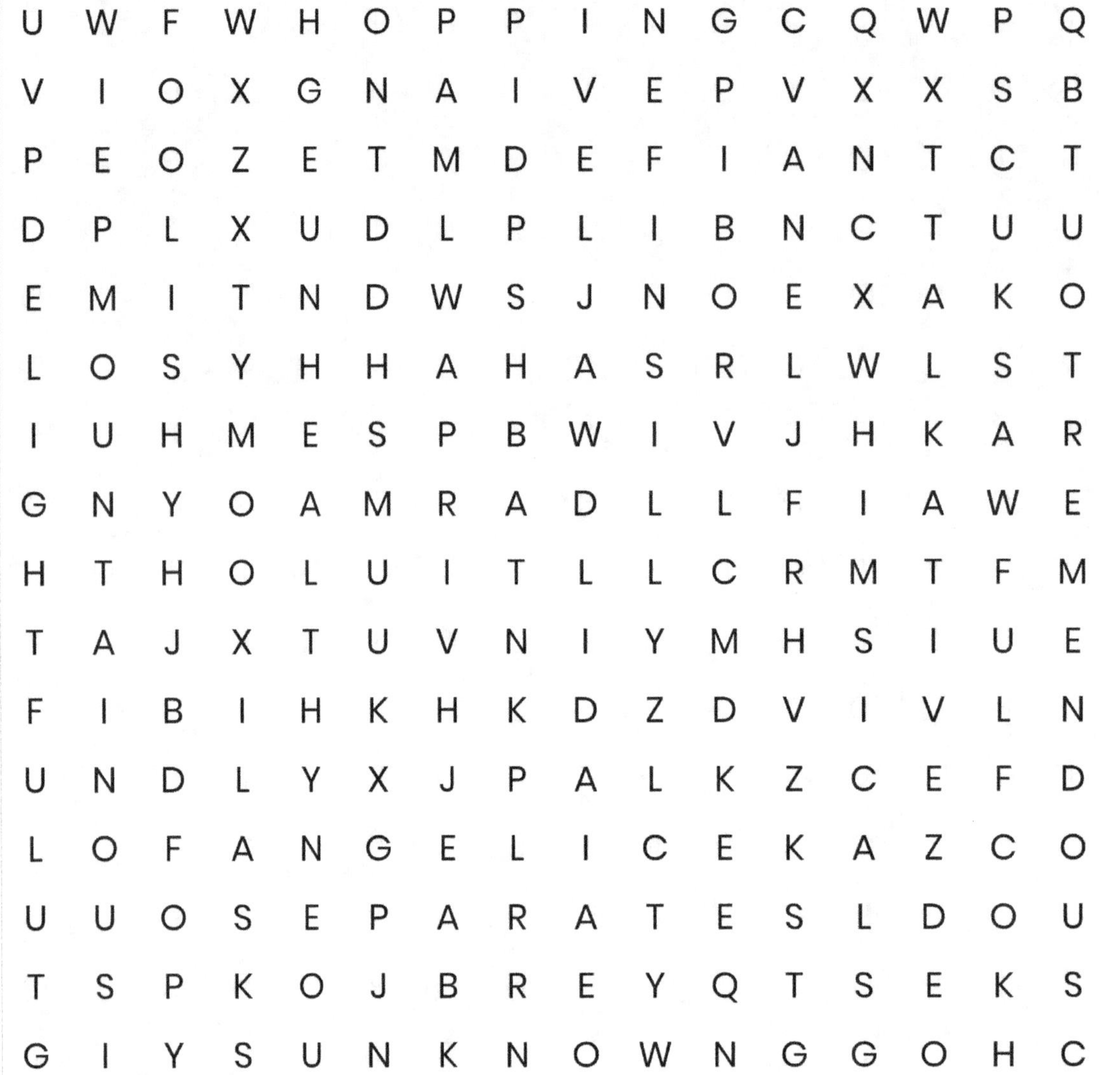

ANGELIC

AWFUL

DEFIANT

DELIGHTFUL

DIRECT

FOOLISH

ILL

MINDLESS

MOUNTAINOUS

NAIVE

SEPARATE

SILLY

TALKATIVE

TREMENDOUS

UNHEALTHY

UNKNOWN

URBAN

WHIMSICAL

WHOPPING

Adjectives 43

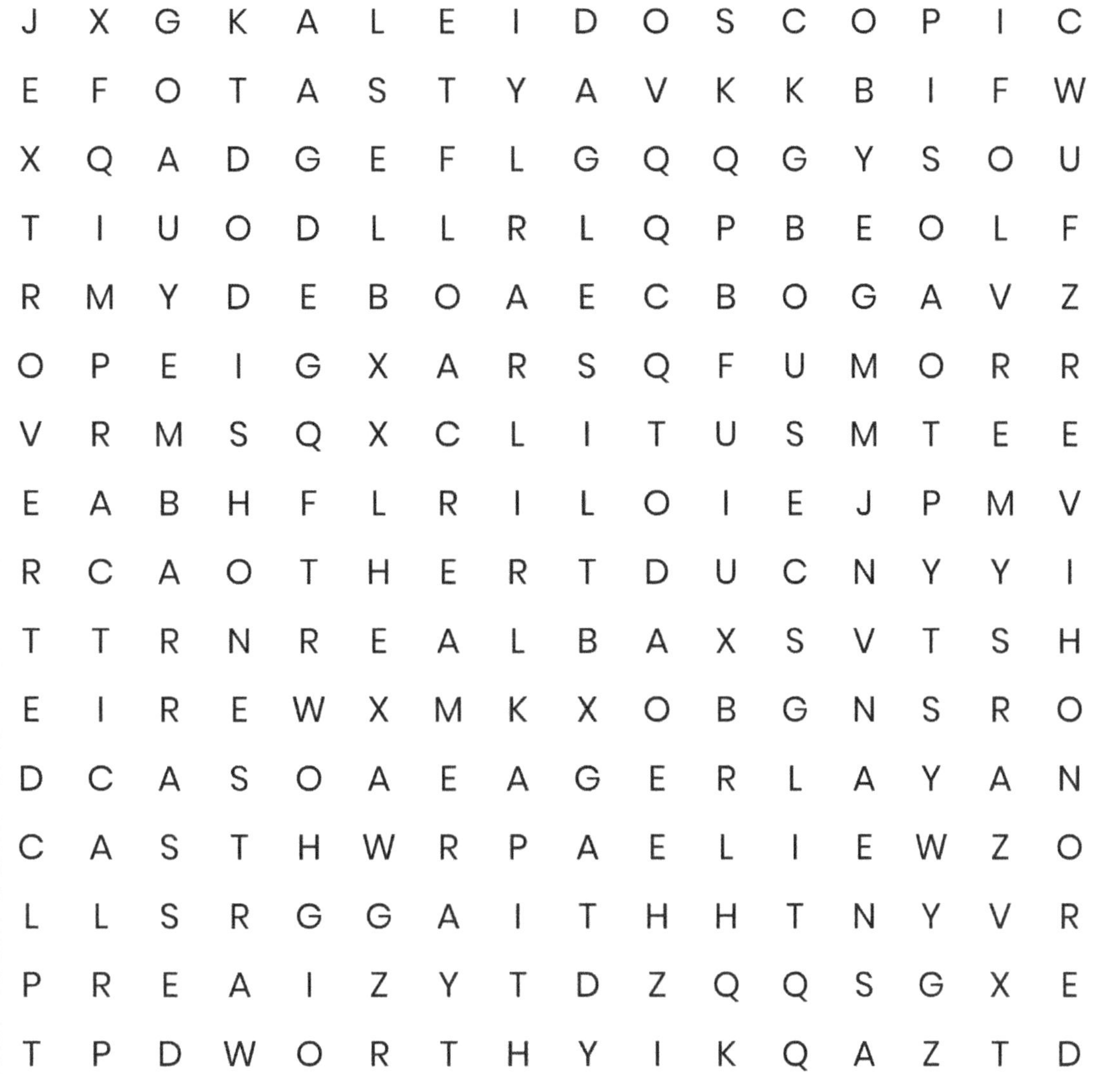

ARID	BORING
BUMPY	DISHONEST
DISMAL	EAGER
ELASTIC	EMBARRASSED
EXCITABLE	EXTROVERTED
FREQUENT	GLORIOUS
HONORED	IMPRACTICAL
KALEIDOSCOPIC	ODDBALL
OTHER	REAL
TASTY	WORTHY

Adjectives 44

```
F  W  D  M  Y  T  Q  S  W  O  C  Z  K  Z  J  N
F  D  D  E  Y  B  T  O  E  W  B  Q  E  X  U  Y
T  L  Y  E  F  I  R  R  V  L  B  E  H  O  H  K
N  E  U  P  V  I  Z  I  U  V  E  A  S  O  E  M
W  T  M  J  J  O  N  Z  E  E  Z  C  C  E  Y  S
E  S  B  P  F  L  T  I  C  F  J  A  T  K  S  X
C  L  K  I  T  G  D  E  T  D  U  A  L  R  Z  C
A  U  R  L  N  I  A  F  D  E  O  J  R  H  I  T
N  U  R  L  Q  N  N  B  L  A  R  I  N  G  S  C
G  F  N  L  X  Z  U  G  R  A  P  Z  L  A  B  A
U  F  T  U  Y  J  V  C  S  W  E  A  T  Y  Z  C
I  S  A  J  S  F  B  O  T  H  X  Y  A  S  U  N
S  M  L  Z  V  E  R  H  B  U  R  L  Y  T  N  E
H  F  L  P  E  E  D  V  N  R  N  A  M  G  H  F
E  M  K  B  T  E  B  E  A  U  T  I  F  U  L  X
D  P  P  I  W  P  O  L  I  T  E  J  M  Q  A  Z
```

ANGUISHED	BACK
BEAUTIFUL	BLARING
BOTH	BRIEF
BURLY	CURLY
DEFINITE	DEVOTED
DUAL	ELECTRIC
OBESE	POLITE
SWEATY	TALL
TEMPTING	TRUE
UNUSED	

Adjectives 45

```
B  D  O  Z  S  U  B  D  U  E  D  U  T  T  N  I
F  Y  R  C  I  S  C  H  O  L  A  R  L  Y  E  E
E  T  N  O  G  L  S  L  H  R  N  N  G  G  V  I
H  G  K  N  Y  E  L  U  O  X  J  M  K  R  E  S
D  P  G  C  F  Y  H  I  D  V  L  O  Z  P  R  Y
Q  S  R  R  P  Y  K  A  N  D  A  L  A  G  Y  L
K  T  N  E  A  R  C  G  O  F  E  B  N  P  H  W
J  O  E  T  Y  T  O  P  R  E  O  N  L  O  M  U
V  R  P  E  O  X  E  T  L  O  A  R  U  E  R  D
C  M  O  I  T  N  Y  F  A  U  W  S  M  P  Z  Y
A  Y  S  M  X  P  A  L  U  T  M  L  Y  E  S  C
U  B  B  L  A  N  D  V  S  L  I  P  I  S  D  H
D  I  F  F  I  C  U  L  T  M  U  N  U  N  B  C
I  G  B  C  F  H  A  D  E  D  U  F  G  Q  G  D
D  I  N  U  T  T  Y  L  E  L  W  G  G  V  Y  S
X  T  L  E  E  A  U  T  H  O  R  I  Z  E  D  G
```

AUTHORIZED	BLAND
CONCRETE	CREEPY
DIFFICULT	EASY
EVERY	FUSSY
GRATEFUL	GROWLING
ILL-INFORMED	LOVABLE
NUTTY	PLUMP
ROTATING	SCHOLARLY
SMUG	STORMY
SUBDUED	SUDDEN

Adjectives 46

```
Z E E T E T L Q J W F A C K T O
V A Q Z C H S H I M M E R I N G
O E I E L O U M E I F W X H D T
N I F T Y S I Y H D N M G E L L
S D X E U E N X A V D T R U Y M
N Y Z Z Q I F W E P L I E L J A
T U N S T E A D Y U T R R N Y R
N U P S E T J W F F E A T D T V
W E T G O W W E R Y E B S I N E
P E A K O Y S E M Y S Z C L L L
S W P R W R H M L N B I O I O O
T I D S O S U J E C D T S G X U
P B R M O Y H F R S B Q T E D S
Y H E K A W K W A R D B L N V X
I R M P T A N G I B L E Y T E D
Y U M G U G L Y I E P M U Y P P
```

AWKWARD	COSTLY
DILIGENT	INTENT
KOSHER	MARVELOUS
NEAR	NIFTY
REMORSEFUL	SHIMMERING
TANGIBLE	THOSE
TINY	TIRED
UGLY	UNSTEADY
UPSET	YEARLY
YUMMY	

Adjectives 47

```
Q B M R J R K T W G L N D I S I
T A C A D E M I C B D I A U B W
M I N I A T U R E L P N V D Q Q
U N W I T T I N G S O E O E W M
S M A R T Y R A P I D U T X L L
P V Z H M F R S U D C K D M H Y
I Q W D U X R G T Y B U H Y S F
D S I A N U P E N R J J A Q M Y
E H D Z S X G L N G I M B T A J
N A E Z E G W G A C M K I A L Q
T M E L L K R B F S H E I B L C
I E Y I F N F E P L T S A N A P
C F E N I O A U E W C I E S G K
A U D G S T S U W D U Q C W L T
L L E L H T A H F X Y V Z X H Y
H G T D M Y R H O N O R A B L E
```

FRENCH	ACADEMIC
CLOUDY	DAZZLING
GREEDY	HONORABLE
IDENTICAL	KNOTTY
LIVELY	MEASLY
MINIATURE	PLASTIC
RAPID	SHAMEFUL
SMALL	SMART
STRIKING	UNSELFISH
UNWITTING	WIDE-EYED

Adjectives 48

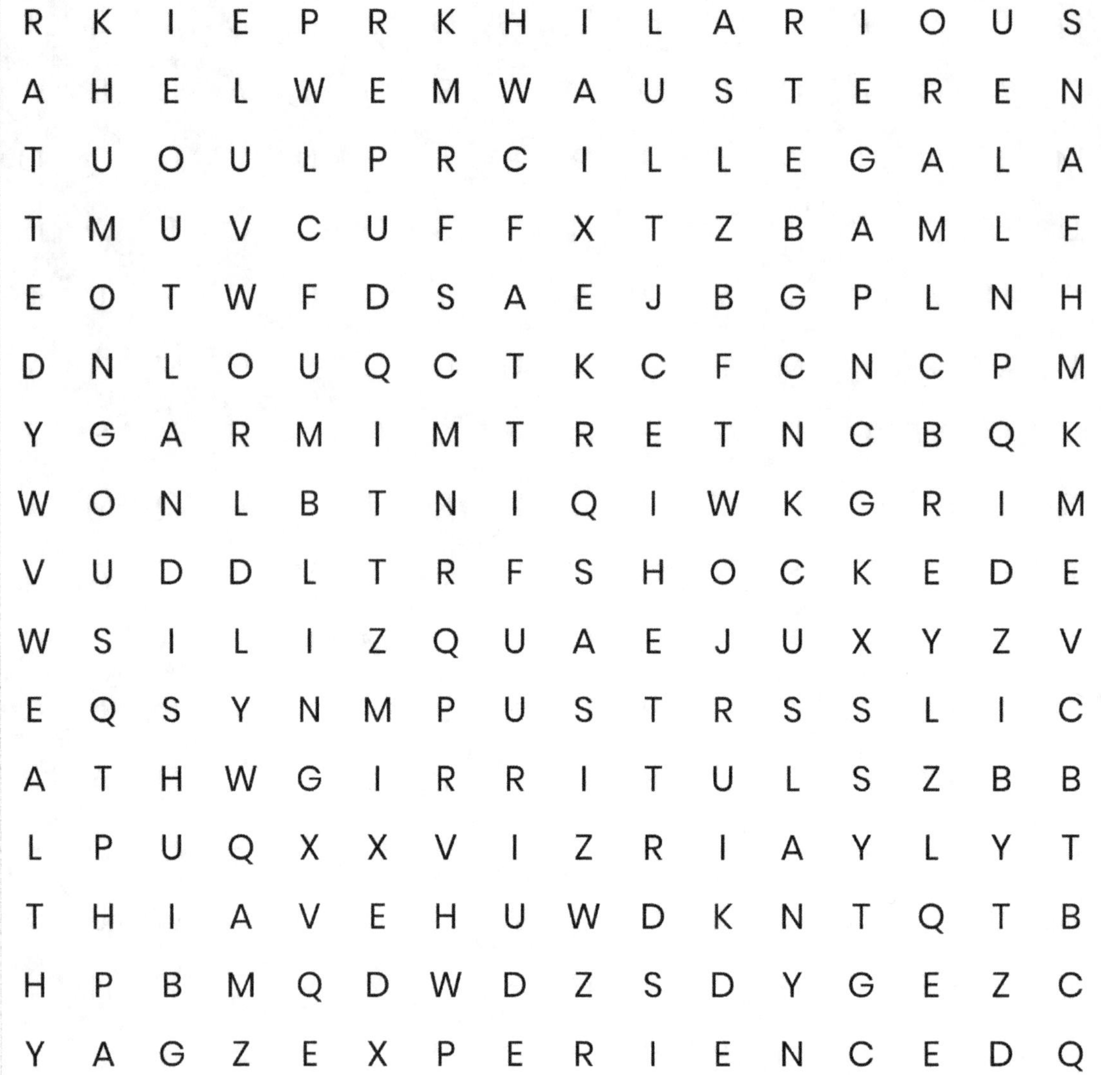

AUSTERE
FAKE
GRIM
HUMONGOUS
ILLUSTRIOUS
MISERLY
OUTLANDISH
QUIRKY
TRUSTING
WORLDLY

EXPERIENCED
FUMBLING
HILARIOUS
ILLEGAL
INFATUATED
MIXED
PERFECT
SHOCKED
WEALTHY

Adjectives 49

```
I  S  F  B  I  G  H  E  A  R  T  E  D  L  E  G
F  H  A  J  L  P  R  I  Q  U  U  N  F  I  T  A
S  R  M  P  I  E  R  C  I  N  G  J  P  K  F  H
H  T  I  V  S  P  O  T  L  E  S  S  C  E  B  S
D  I  L  N  E  G  A  T  I  V  E  D  T  H  O  I
R  N  I  S  F  E  H  C  Q  V  C  I  Q  P  C  N
A  C  A  L  W  N  Y  I  A  I  L  V  G  L  X  T
M  O  R  H  G  T  I  Z  T  O  W  O  U  P  W  E
A  M  V  L  Q  L  H  E  P  H  N  F  V  O  G  R
T  P  W  U  P  E  L  M  G  E  R  K  L  W  O  N
I  L  W  H  X  H  I  N  I  E  K  L  M  E  L  A
C  E  Y  V  T  K  I  N  E  N  A  I  U  R  D  L
N  T  L  A  T  P  B  H  M  H  T  M  R  F  E  A
H  E  Z  A  M  R  C  W  S  T  B  Y  K  U  N  L
Y  D  A  I  K  J  I  X  I  J  T  Q  Y  L  O  V
L  L  L  W  S  T  I  M  U  L  A  T  I  N  G  H
```

ATHLETIC	BIG-HEARTED
CHEERFUL	DRAMATIC
FAMILIAR	GENTLE
GOLDEN	IMPOLITE
INCOMPLETE	INTERNAL
LIMPING	MINTY
MURKY	NEGATIVE
PIERCING	POWERFUL
SHALLOW	SPOTLESS
STIMULATING	UNFIT

Adjectives 50

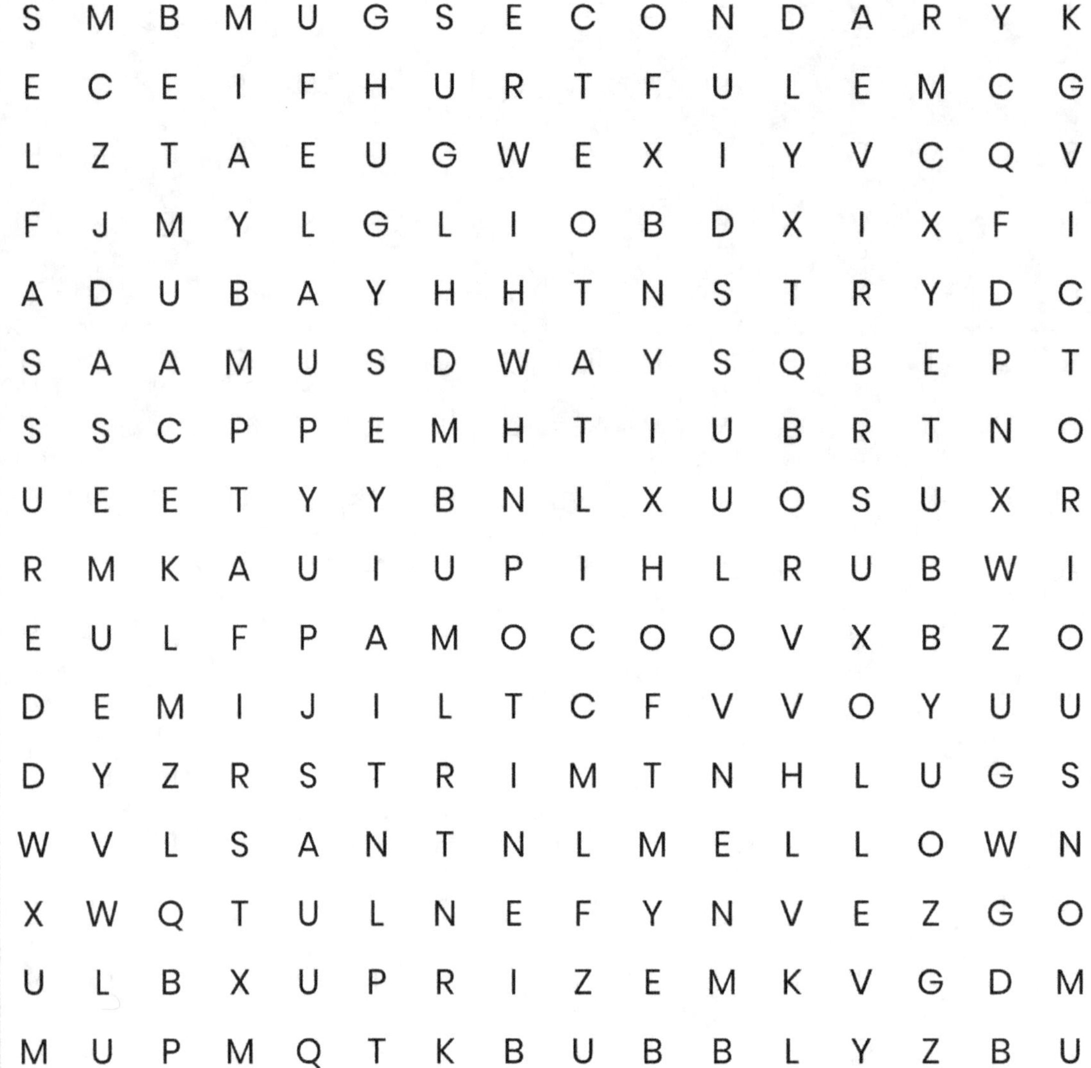

S M B M U G S E C O N D A R Y K
E C E I F H U R T F U L E M C G
L Z T A E U G W E X I Y V C Q V
F J M Y L G L I O B D X I X F I
A D U B A Y H H T N S T R Y D C
S A A M U S D W A Y S Q B E P T
S S C P P E M H T I U B R T N O
U E E T Y Y B N L X U O S U X R
R M K A U I U P I H L R U B W I
E U L F P A M O C O O V X B Z O
D E M I J I L T C F V V O Y U U
D Y Z R S T R I M T N H L U G S
W V L S A N T N L M E L L O W N
X W Q T U L N E F Y N V E Z G O
U L B X U P R I Z E M K V G D M
M U P M Q T K B U B B L Y Z B U

ACTUAL	BUBBLY
CHUBBY	DELAYED
FIRST	HANDY
HURTFUL	JAUNTY
JUMPY	MEALY
MELLOW	MULTICOLORED
PRIZE	SECONDARY
SELF-ASSURED	SIMPLISTIC
TRIM	TUBBY
VICTORIOUS	

Adjectives 51

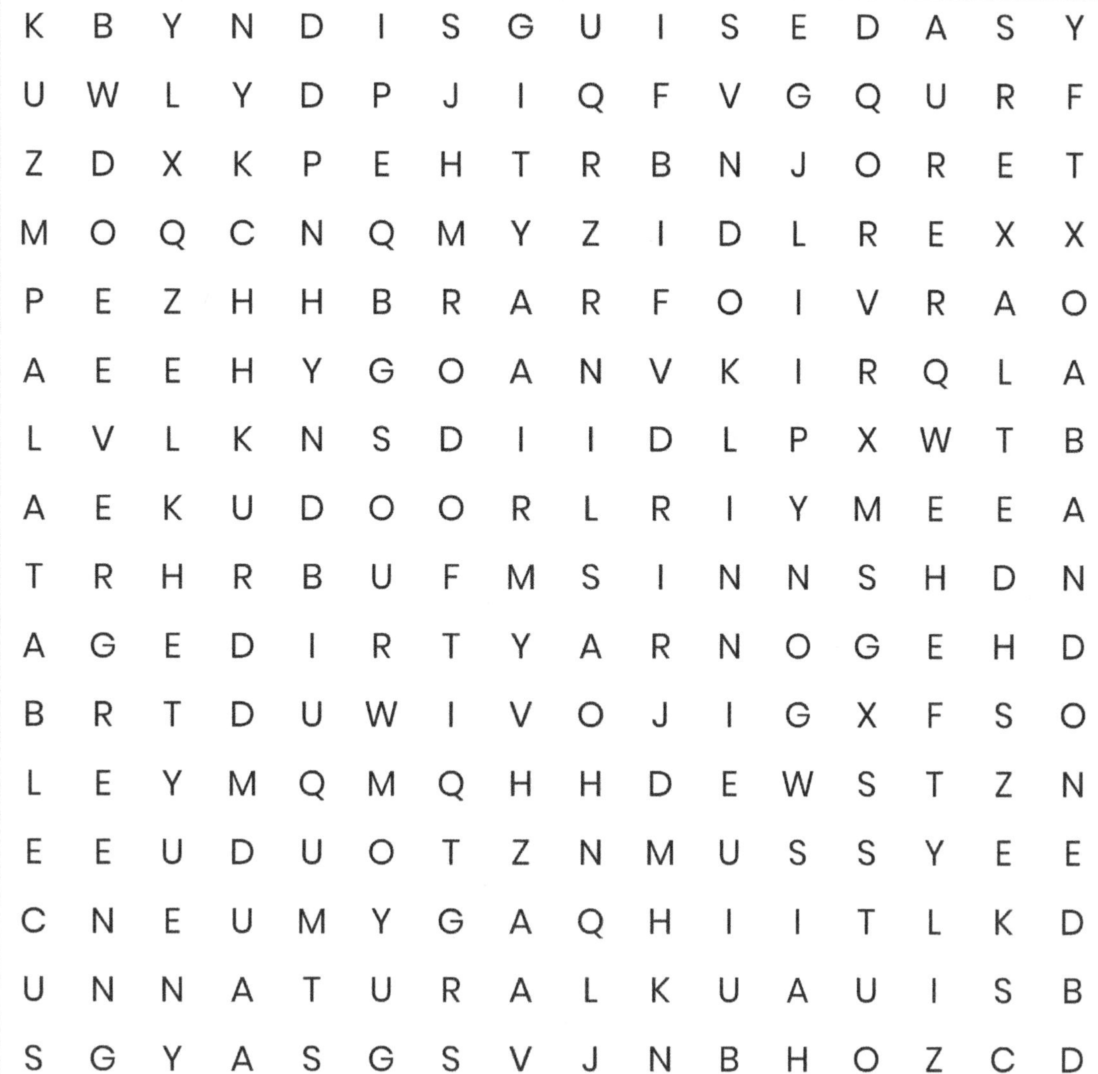

ABANDONED	BOILING
DARING	DEMANDING
DIRTY	DISGUISED
EVERGREEN	EXALTED
FRIVOLOUS	GRANDIOSE
HEFTY	HUNGRY
LIVE	MAJESTIC
MEEK	PALATABLE
SOUR	THORNY
UNNATURAL	

Adjectives 52

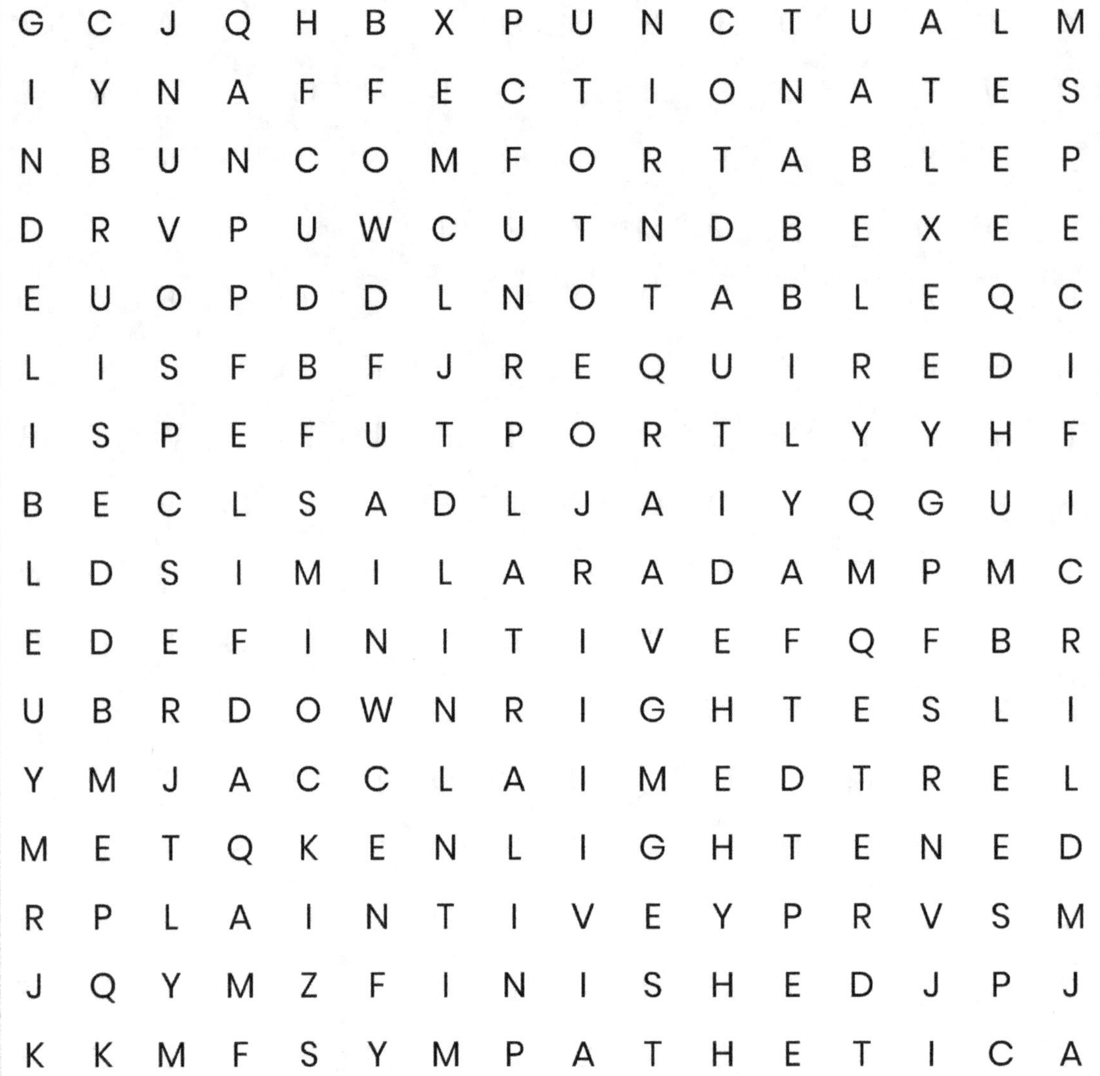

ACCLAIMED	AFFECTIONATE
BRUISED	DAMP
DEFINITIVE	DOWNRIGHT
ENLIGHTENED	FINISHED
HUMBLE	INDELIBLE
NOTABLE	PLAINTIVE
PORTLY	PUNCTUAL
REQUIRED	SAD
SIMILAR	SPECIFIC
SYMPATHETIC	UNCOMFORTABLE

Adjectives 53

```
R  F  D  X  W  N  K  C  L  Y  S  E  Q  E  G  E
P  M  E  I  D  A  O  Y  R  S  U  G  I  N  Q  P
X  C  V  M  J  I  A  W  E  O  N  N  I  O  D  Q
B  P  E  I  I  R  F  L  O  T  W  R  I  F  A  S
E  U  T  K  G  N  N  F  U  R  E  D  A  U  N  T
K  S  N  H  M  O  I  H  E  T  R  B  E  H  G  A
W  B  D  S  I  Q  H  N  T  R  R  I  T  D  E  N
P  D  E  T  U  S  A  I  E  N  E  C  E  E  R  D
E  E  O  A  Y  N  L  L  R  N  L  N  S  D  O  A
R  M  S  O  M  G  G  A  L  A  E  E  T  U  U  R
T  M  I  L  K  Y  L  V  E  W  H  C  Q  P  S  D
I  F  N  P  E  U  B  D  S  T  R  Q  N  U  Z  Y
N  Y  C  H  N  E  I  F  S  T  M  U  S  H  Y  Q
E  R  S  A  P  N  P  R  D  W  E  P  L  I  J  C
N  F  R  I  M  N  B  Y  V  J  U  E  P  L  N  W
T  G  T  G  B  D  X  Z  S  E  L  Q  L  P  O  U
```

ALL	CROWDED
DANGEROUS	DIFFERENT
FEMININE	GLITTERING
GRANULAR	GRAY
IDEAL	MILKY
MOTIONLESS	MUSHY
PERTINENT	SLEEPY
STANDARD	STEEL
THESE	THIS
UNSUNG	WORRIED

Adjectives 54

```
W R A T H F U L F R O N T Z S Y
W A O A M B I T I O U S D T T T
I M M A T E R I A L B M N R R X
N I A H X W N P S D H S V A I Y
W O G L K F I E G S R R A G P E
Y I D S L K N O W I N G C I E K
T O B E L A B O R A T E A C D O
X C T S P H E R I C A L N I F D
Q C V B A B Y I S H N X T B K U
I A O I T N F R A N K T G Q H P
X S A V B S O R R O W F U L V F
L I B M H R Z B H M V V H N F L
O O M L R U A Y O U T H F U L U
N N Q G W P S N J N V G I Z W I
F A J R V G H A T P N Q A N B D
N L D W S E C O N D H A N D R Y
```

AMBITIOUS	BABYISH
ELABORATE	FLUID
FRANK	FRONT
IMMATERIAL	KNOWING
OCCASIONAL	SECOND-HAND
SORROWFUL	SPHERICAL
STRIPED	TIGHT
TRAGIC	VACANT
VIBRANT	WRATHFUL
YOUTHFUL	

Adjectives 55

```
I  M  D  L  E  X  V  O  W  K  L  A  J  P  M  P
F  Q  T  P  S  N  W  A  C  C  O  M  P  L  E  X
E  D  R  N  E  U  N  P  L  E  A  S  A  N  T  S
A  O  I  B  R  E  D  E  H  U  O  C  F  X  B  T
R  S  A  M  L  Y  B  A  P  D  A  S  T  V  O  U
L  E  N  I  T  R  M  U  S  T  Y  B  H  O  S  N
E  L  G  S  I  N  C  R  E  D  I  B  L  E  S  N
S  A  U  S  F  A  V  O  R  I  T  E  Z  E  Y  I
S  R  L  I  M  E  Q  G  T  F  U  Z  Z  Y  Y  N
T  T  A  J  N  S  W  E  D  J  T  O  G  N  Z  G
F  R  R  D  Z  E  W  L  Z  E  K  I  W  H  A  D
O  A  G  R  A  C  I  O  U  S  N  A  H  J  O  O
X  I  G  D  I  S  T  A  N  T  R  S  D  L  N  K
R  N  G  R  V  Q  J  L  W  C  Y  C  E  K  D  R
F  E  D  W  Y  R  C  S  S  Q  U  E  A  S  Y  C
R  D  Q  K  E  X  E  M  P  L  A  R  Y  E  O  O
```

AGILE	BOSSY
COMPLEX	DENSE
DISTANT	EXEMPLARY
FAVORITE	FEARLESS
FUZZY	GRACIOUS
INCREDIBLE	MUSTY
QUEASY	SCRAWNY
STUNNING	TRAINED
TRIANGULAR	TRUSTY
UNPLEASANT	VALUABLE

Adjectives 56

```
G D M Y A E D I B L E Q S X B Q
A G G R A V A T I N G E X R M U
T N X Z W S N I L L F A T E D Z
H K J N T R U T H F U L I Q S S
A O S A U T P R I M E C B K C K
P Y Y N L K C K R S E R E N E E
P U W Z E Q G E I L Z Q G S J L
Y H D E X A D L Z Y E G B O E E
G S D N L N K Z E P Q O H M A T
O E D E E L K Y T A N S M B S A
L C B T Z K T F P B M P U E Y L
U O B X Z I R O L L P I Y R G P
C N V L D N D U D I B X N C O I
K D E H I D H K D O M R I G I P
Y Q W W F N F I C E Q S G G N B
T J R E Y E D O D S S B Y J G R
```

AGGRAVATING	BLIND
EASY-GOING	EDIBLE
FLIMSY	GLEAMING
HAPPY-GO-LUCKY	ILL-FATED
KIND	PRIME
RUDE	SECOND
SERENE	SKELETAL
SNEAKY	SOMBER
TAN	TENDER
TRUTHFUL	WELL-TO-DO

Adjectives 57

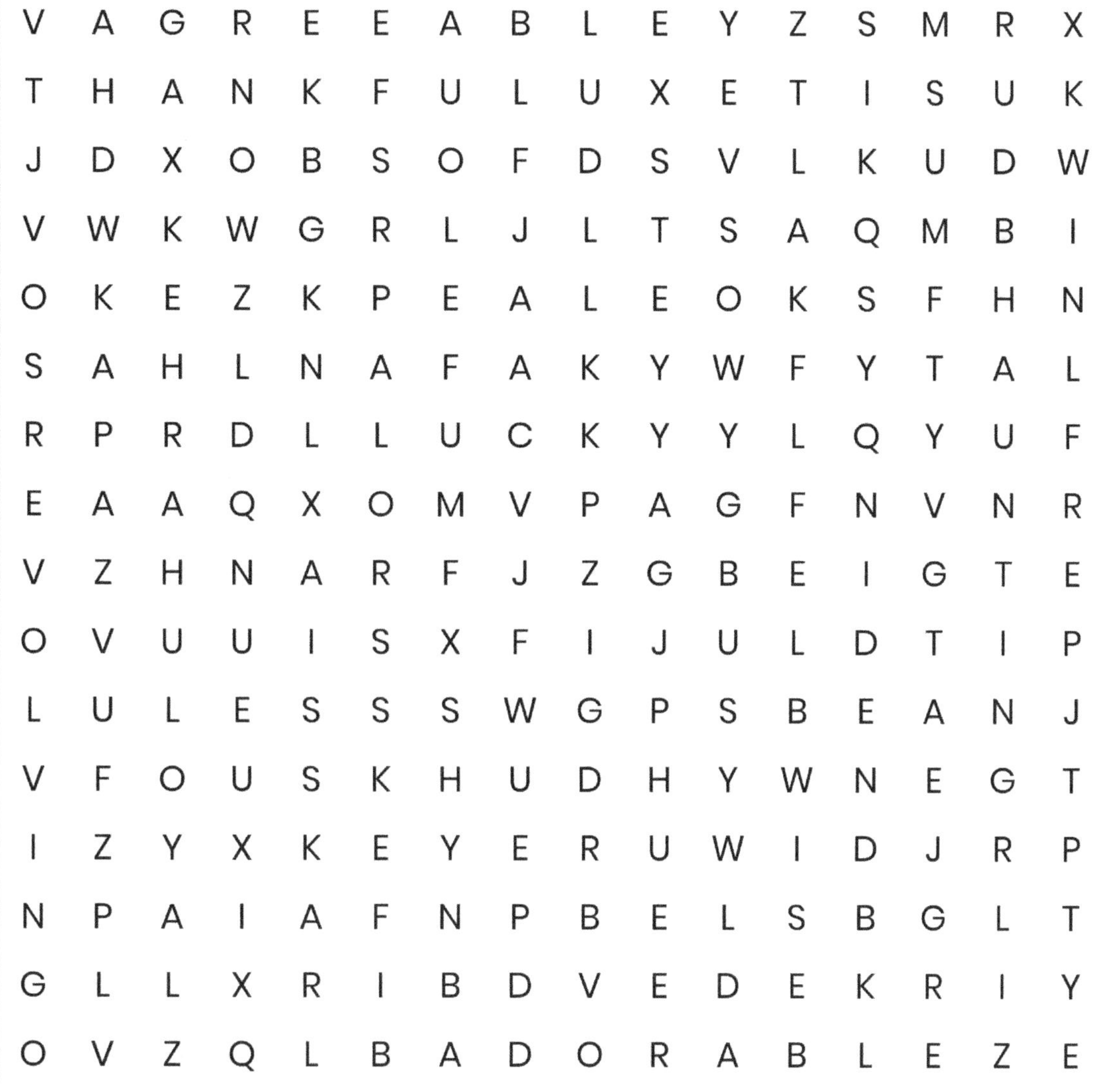

SPANISH
AGREEABLE
BREAKABLE
FALSE
HUSKY
LOYAL
REVOLVING
THANKFUL
WELL-OFF
WISE

ADORABLE
ASSURED
BUSY
HAUNTING
LINED
LUCKY
SLIM
VAST
WIGGLY

Adjectives 58

P	D	Z	B	G	O	J	C	B	B	J	T	Z	G	Y	V
C	X	Q	J	C	E	A	N	R	A	N	W	I	U	J	C
O	T	Z	K	D	T	E	N	B	E	E	Z	N	K	M	L
M	Y	K	I	J	L	S	S	L	I	D	L	E	L	Q	W
P	L	W	I	A	M	Y	O	H	F	Y	M	U	R	Y	N
A	T	J	M	B	C	I	T	E	D	D	F	E	L	K	E
S	R	W	C	S	V	U	D	R	E	S	V	L	X	O	I
S	O	U	O	O	S	I	A	C	S	E	I	L	L	Y	G
I	U	H	D	P	P	H	N	I	L	R	M	N	H	R	H
O	B	A	J	N	L	A	L	C	H	Q	M	S	W	A	B
N	L	R	E	O	V	B	B	S	V	B	F	U	N	R	O
A	E	M	O	D	R	N	E	X	T	K	K	E	L	E	R
T	D	F	A	M	F	Q	S	P	I	T	E	F	U	L	I
E	P	U	F	L	Q	N	D	I	G	I	T	A	L	M	N
S	K	L	P	T	H	U	N	D	E	R	O	U	S	P	G
J	K	G	S	H	O	D	D	Y	I	C	X	G	M	Q	T

ADVANCED	BLISSFUL
CLEVER	COMPASSIONATE
DIGITAL	FOOLHARDY
HARMFUL	IDLE
MALE	NEIGHBORING
NEXT	RARE
SHODDY	SHRILL
SHY	SPITEFUL
THUNDEROUS	TROUBLED
VIOLENT	WIDE

Adjectives 59

```
P  F  I  P  Y  G  F  B  D  G  X  M  C  M  L  G
N  U  C  E  L  E  B  R  A  T  E  D  I  Z  S  H
A  L  M  J  E  N  J  C  U  A  M  P  L  E  Z  F
V  G  A  R  A  S  H  C  H  G  B  C  U  E  M  A
K  V  Q  S  R  H  E  O  Y  E  A  D  O  N  T  T
A  G  I  P  P  O  T  T  K  Y  F  L  E  L  U  H
R  C  I  R  S  I  Q  X  L  W  E  U  M  D  D  E
H  B  C  R  T  Q  C  R  O  V  P  G  E  V  E  R
A  O  R  U  A  U  A  Y  I  F  T  T  O  L  W  L
R  T  M  T  R  E  A  T  I  E  I  U  B  Z  Z  Y
M  T  K  M  K  A  C  L  R  C  S  A  B  L  T  I
L  Z  C  N  J  A  T  C  X  Q  R  I  P  E  G  C
E  V  N  D  K  R  E  E  L  O  N  E  V  F  I  E
S  Y  K  J  F  S  S  E  V  P  S  L  K  R  D  M
S  C  Y  V  G  J  H  A  X  U  E  V  G  K  D  B
X  F  O  G  S  W  F  U  F  V  N  D  I  L  Y  U
```

ACCURATE	ACTIVE
AMPLE	CELEBRATED
COLD	EARLY
EXCITED	FATHERLY
FAVORABLE	FRUGAL
GIDDY	HARMLESS
LONE	RASH
SECRET	SPICY
VELVETY	VIRTUAL

Adjectives 60

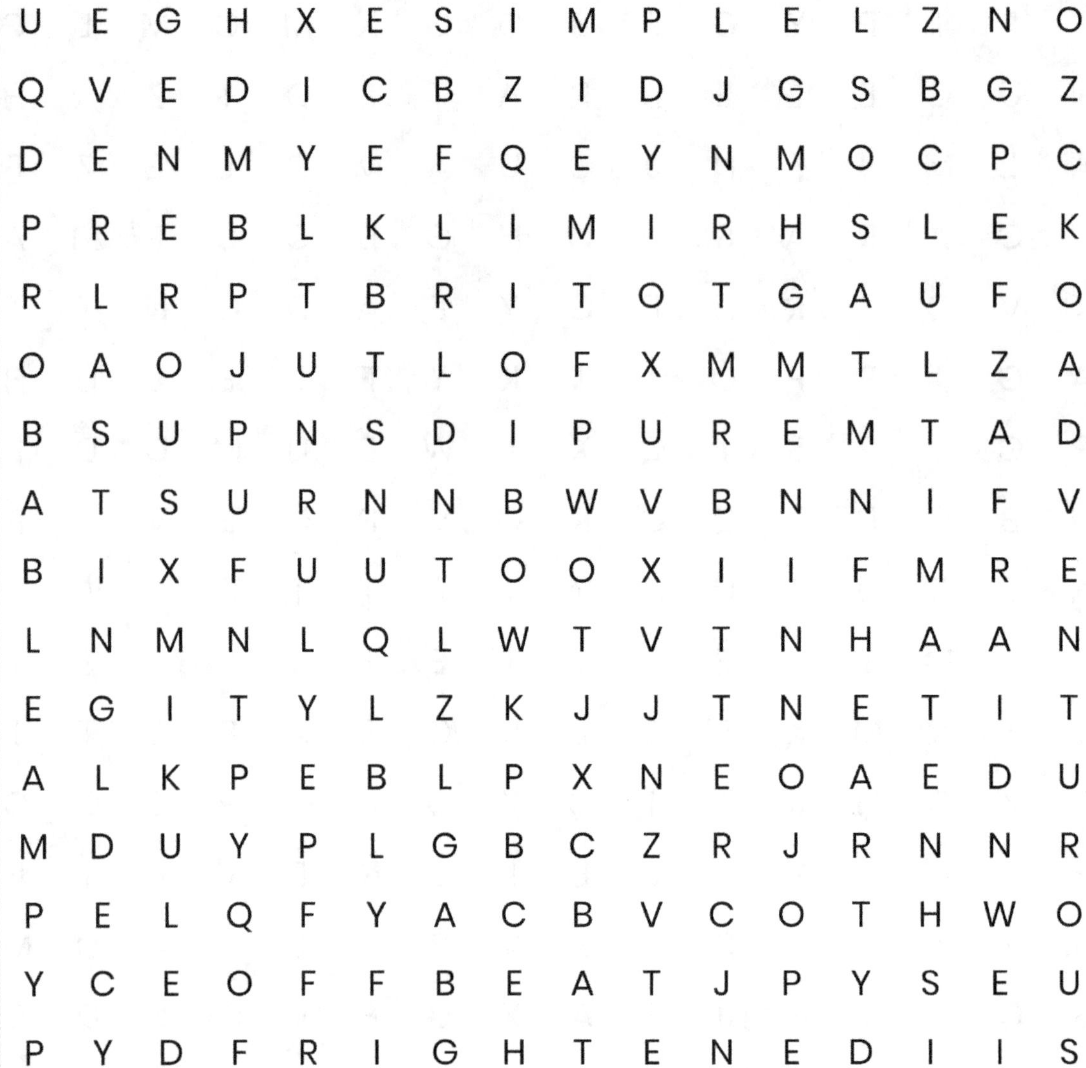

ADVENTUROUS   AFRAID
BITTER   DOTING
EVERLASTING   FRIGHTENED
GENEROUS   HEARTY
NIPPY   OFFBEAT
PROBABLE   PURE
SIMPLE   SLIMY
ULTIMATE   UNIFORM
UNRULY   UNTRIED
YELLOW

Adjectives 61

```
Z  P  P  F  D  I  S  C  R  E  T  E  G  W  K  B
I  Q  E  H  N  E  I  T  S  E  S  J  A  Q  P  B
N  T  C  R  U  S  H  S  R  T  D  U  E  S  O  E
S  E  E  R  Z  G  E  C  V  I  V  M  W  B  V  C
I  E  Q  M  I  L  O  Z  D  L  M  B  Y  X  A  J
S  T  H  R  W  I  H  N  A  D  S  O  C  O  P  G
T  W  E  A  D  E  A  J  Y  B  I  W  X  E  I  V
E  Q  L  E  G  C  H  A  W  H  W  X  S  P  D  N
N  F  M  N  B  C  A  N  D  G  D  R  E  R  S  Z
T  Q  A  W  I  G  Q  Y  R  O  O  G  Y  E  L  S
I  R  O  H  Y  G  Q  A  E  W  X  S  M  V  X  O
O  N  W  R  O  M  A  D  A  P  O  A  H  I  V  M
R  L  C  B  Z  P  N  Q  R  V  E  L  J  O  B  E
I  S  R  Z  P  J  W  E  Y  Q  K  R  H  U  O  H
C  G  R  E  P  E  N  T  A  N  T  D  K  S  G  V
V  W  O  R  T  H  L  E  S  S  V  H  P  Y  C  K
```

ANY	CANDID
DISCRETE	DREARY
FLAWLESS	INSISTENT
JUMBO	MAD
MEDIOCRE	ORANGE
PERKY	PREVIOUS
REPENTANT	RIGHT
SOME	VAPID
WHICH	WORSE
WORTHLESS	

Adjectives 62

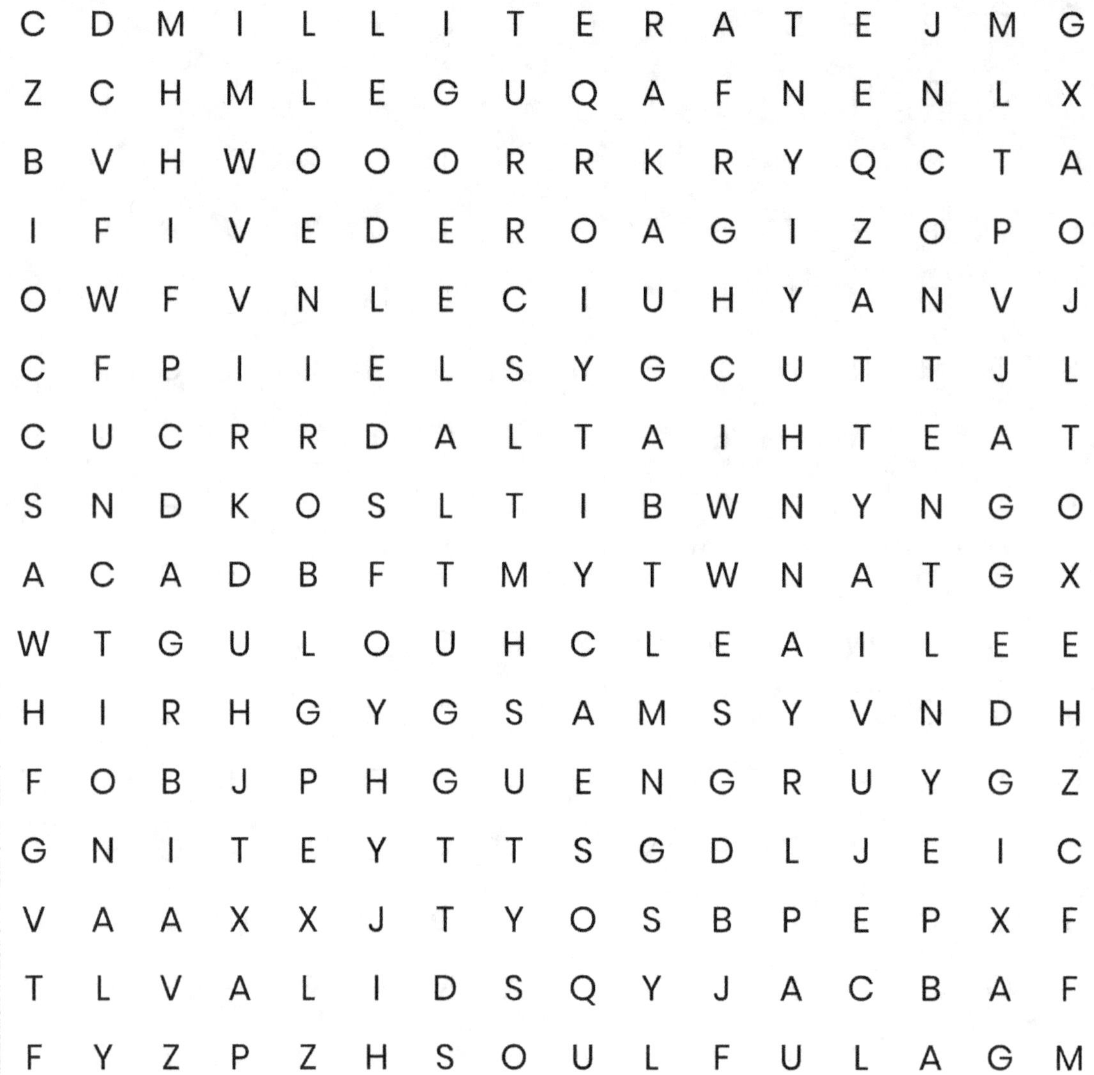

BOGUS
CUDDLY
FUNCTIONAL
ILLITERATE
MODEST
NEAT
PROFUSE
SOULFUL
VIVID
WELL-LIT

CONTENT
FIRSTHAND
GROUCHY
JAGGED
NAUGHTY
ORIGINAL
SOGGY
VALID
WAVY
YAWNING

Adjectives 63

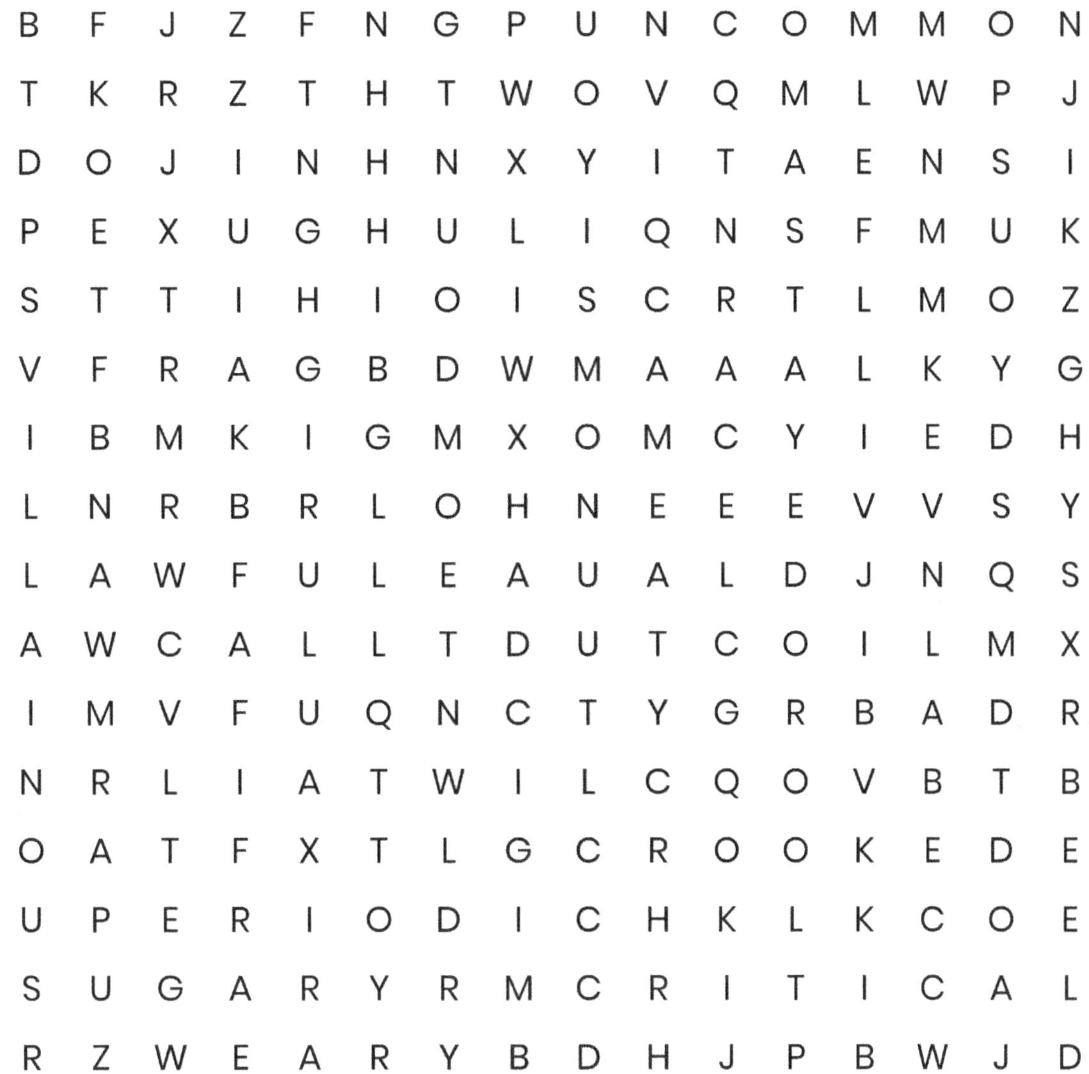

BAD
CALM
CROOKED
FAT
HOARSE
LAWFUL
MEATY
POINTLESS
UNCOMMON
WEARY

BRIGHT
CRITICAL
DETAILED
FRIGID
IMMEDIATE
LITTLE
PERIODIC
SUGARY
VILLAINOUS

Adjectives 64

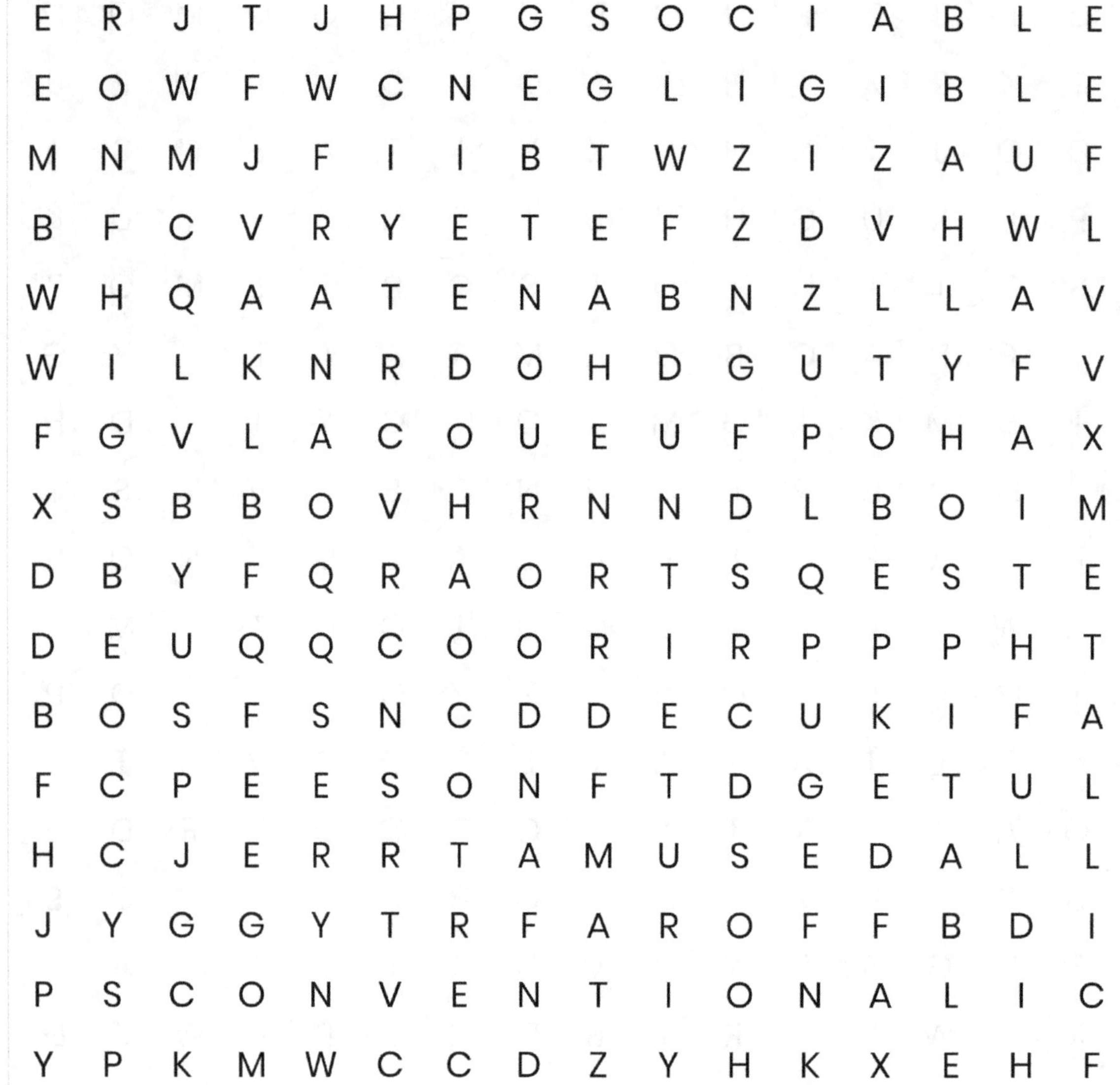

E	R	J	T	J	H	P	G	S	O	C	I	A	B	L	E
E	O	W	F	W	C	N	E	G	L	I	G	I	B	L	E
M	N	M	J	F	I	I	B	T	W	Z	I	Z	A	U	F
B	F	C	V	R	Y	E	T	E	F	Z	D	V	H	W	L
W	H	Q	A	A	T	E	N	A	B	N	Z	L	L	A	V
W	I	L	K	N	R	D	O	H	D	G	U	T	Y	F	V
F	G	V	L	A	C	O	U	E	U	F	P	O	H	A	X
X	S	B	B	O	V	H	R	N	N	D	L	B	O	I	M
D	B	Y	F	Q	R	A	O	R	T	S	Q	E	S	T	E
D	E	U	Q	Q	C	O	O	R	I	R	P	P	P	H	T
B	O	S	F	S	N	C	D	D	E	C	U	K	I	F	A
F	C	P	E	E	S	O	N	F	T	D	G	E	T	U	L
H	C	J	E	R	R	T	A	M	U	S	E	D	A	L	L
J	Y	G	G	Y	T	R	F	A	R	O	F	F	B	D	I
P	S	C	O	N	V	E	N	T	I	O	N	A	L	I	C
Y	P	K	M	W	C	C	D	Z	Y	H	K	X	E	H	F

AMUSED	ANCHORED
BARE	CONVENTIONAL
DESERTED	DISLOYAL
DOPEY	FAITHFUL
FAR-OFF	GLARING
HOSPITABLE	METALLIC
NEGLIGIBLE	NEW
SCARED	SCORNFUL
SOCIABLE	UNTRUE

Adjectives 65

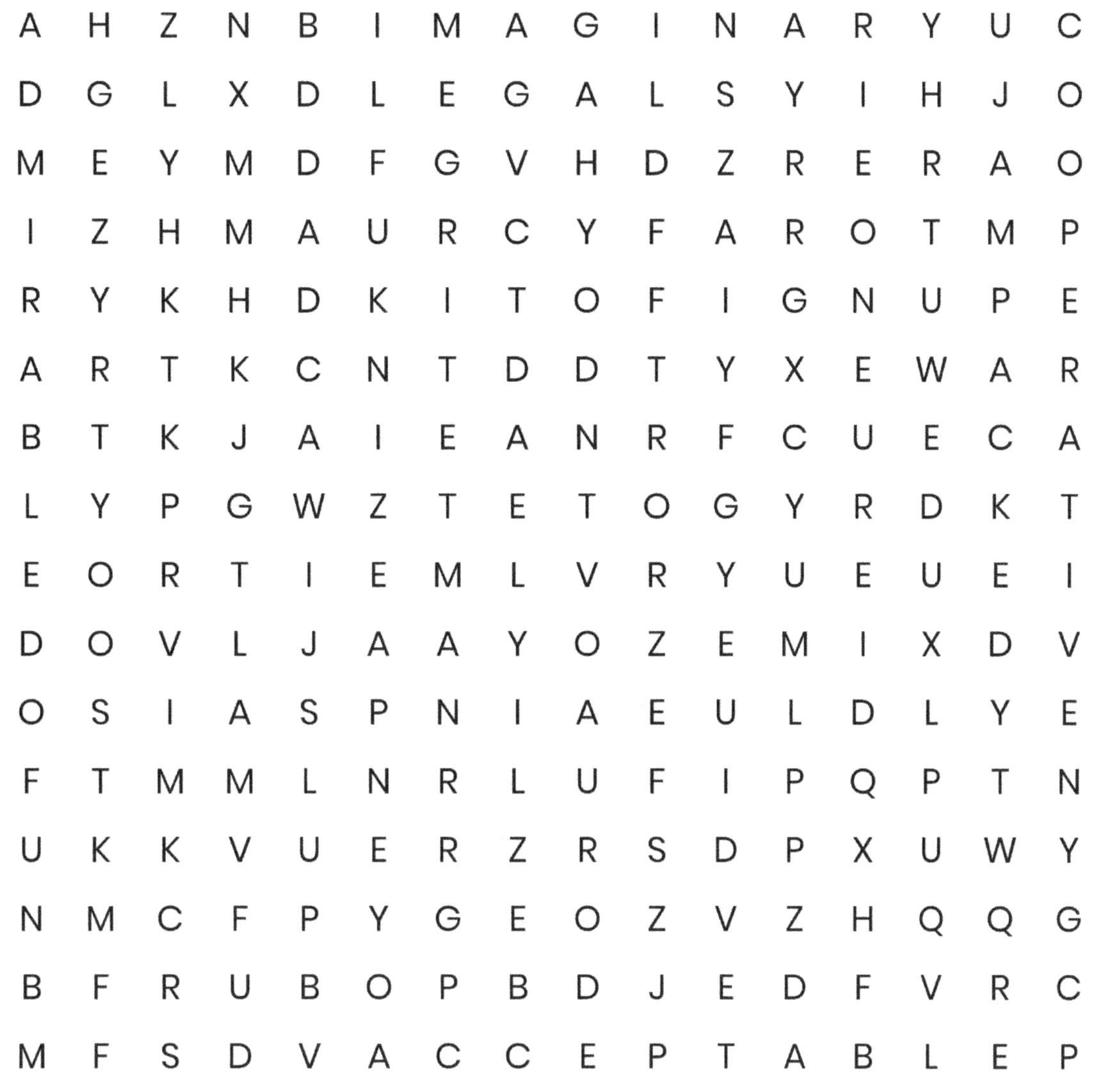

ACCEPTABLE	ADMIRABLE
COOPERATIVE	ENTIRE
FAR	FUNNY
GUILTY	IMAGINARY
JAM-PACKED	LAZY
LEGAL	ORGANIC
OVAL	PALTRY
PERFUMED	RED
SUPERIOR	UTILIZED
WITTY	

Adjectives 66

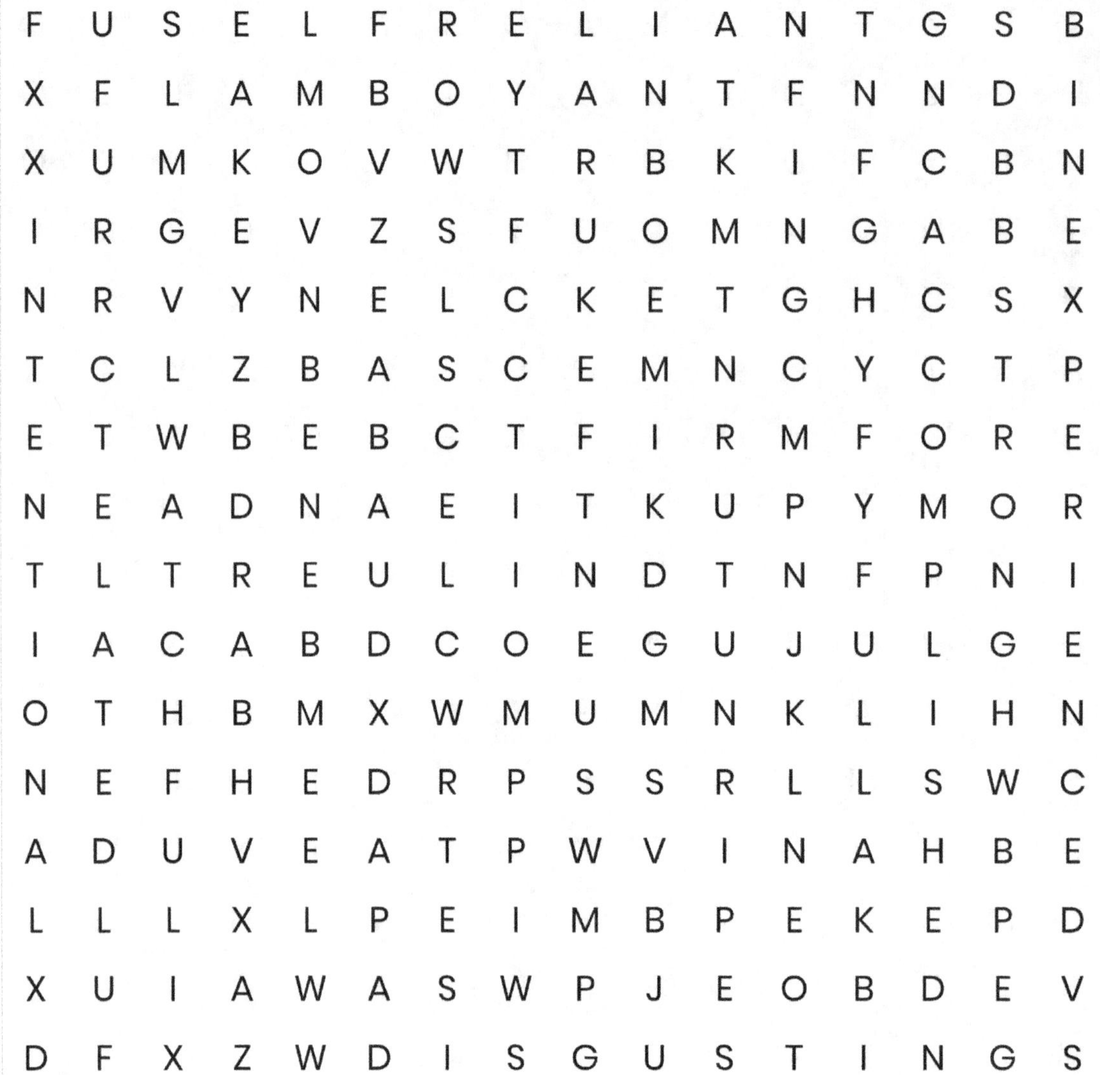

ACCOMPLISHED	ALARMED
BEST	DISGUSTING
DRAB	ELATED
EXCITING	FIRM
FIXED	FLAMBOYANT
FULL	INEXPERIENCED
INTENTIONAL	MENACING
SELF-RELIANT	STRONG
TEEMING	UNRIPE
WATCHFUL	ZEALOUS

Adjectives 67

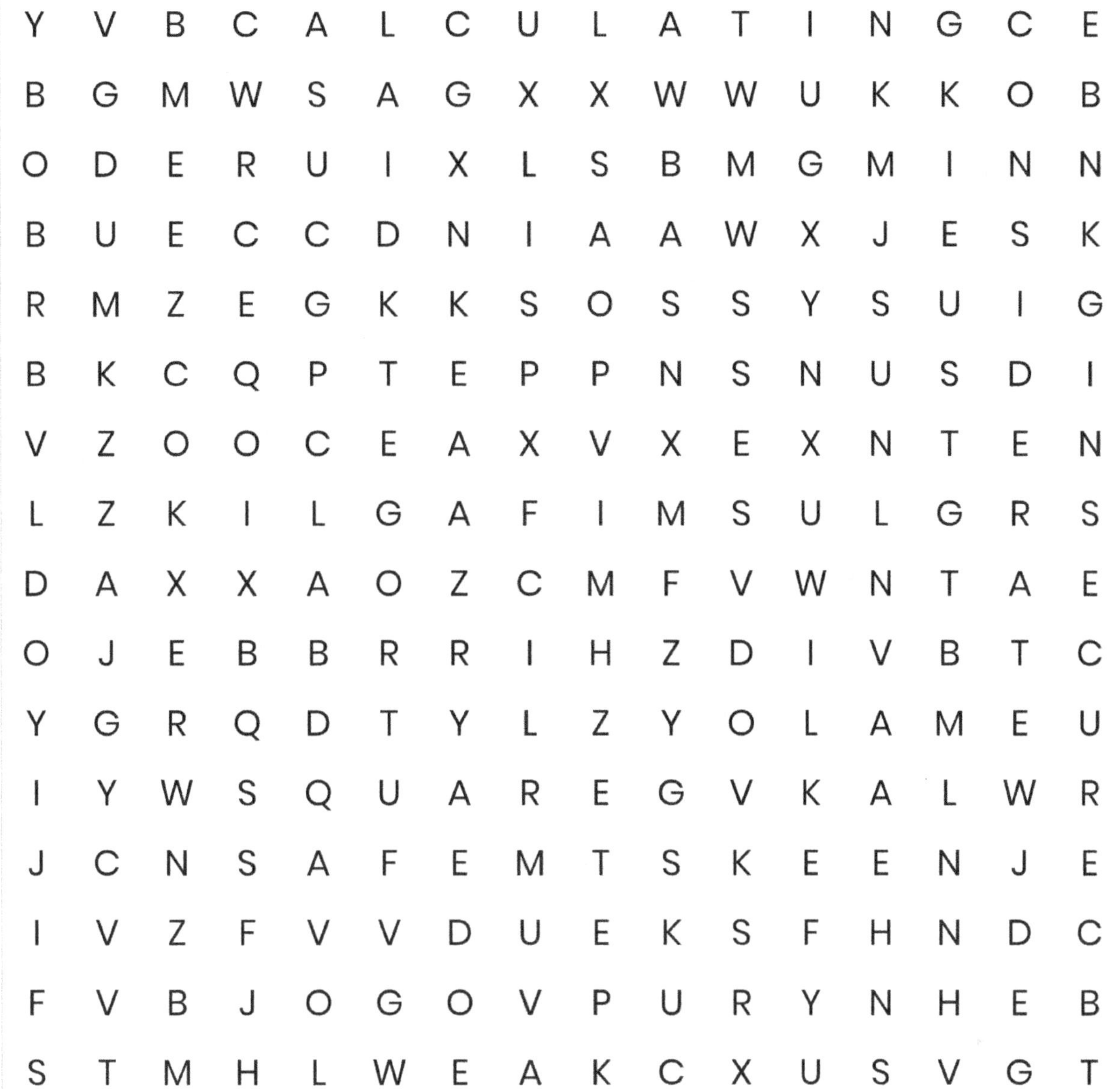

CALCULATING

COLORLESS

CONSIDERATE

DEEP

EACH

GLASS

IMMENSE

INSECURE

KEEN

OUTGOING

SAFE

SQUARE

TAME

WEAK

Adjectives 1 - Solution

Adjectives 2 - Solution

Adjectives 3 - Solution

Adjectives 4 - Solution

Adjectives 5 - Solution

Adjectives 6 - Solution

Adjectives 7 - Solution

Adjectives 8 - Solution

Adjectives 9 - Solution

Adjectives 10 - Solution

Adjectives 11 - Solution

Adjectives 12 - Solution

Adjectives 13 - Solution

OBVIOUS, SHADY, VAIN, CREAMY, QUERULOUS, FRESH, VIOLET, VOLUMINOUS, INFAMOUS

Adjectives 14 - Solution

STYLISH, EMOTIONAL, WOODEN, FABULOUS, STARK, CONSCIOUS, SNARLING, IMPISH, SPIRITED, TERRIFIC, HELPLESS, INFAMOUS, VIGILANT, OPTIMISTIC

Adjectives 15 - Solution

IMPARTIAL, DEPENDABLE, THREAT, RAGGED, MISTY, QUIET, EQUATORIAL, QUARTERLY, WELLWORN, BURDENSOME, WATERLOGGED, COMPLICATED, TIMELY

Adjectives 16 - Solution

CARELESS, CLEAN, WELLMADE

Adjectives 17 - Solution

Adjectives 18 - Solution

Adjectives 19 - Solution

Adjectives 20 - Solution

Adjectives 21 - Solution

Adjectives 22 - Solution

Adjectives 23 - Solution

Adjectives 24 - Solution

Adjectives 25 – Solution

Adjectives 26 – Solution

Adjectives 27 – Solution

Adjectives 28 – Solution

Adjectives 29 - Solution

Adjectives 30 - Solution

Adjectives 31 - Solution

Adjectives 32 - Solution

Adjectives 33 - Solution

Adjectives 34 - Solution

Adjectives 35 - Solution

Adjectives 36 - Solution

Adjectives 37 - Solution

Adjectives 38 - Solution

Adjectives 39 - Solution

Adjectives 40 - Solution

Adjectives 41 - Solution

Adjectives 42 - Solution

Adjectives 43 - Solution

Adjectives 44 - Solution

Adjectives 45 - Solution

Adjectives 46 - Solution

Adjectives 47 - Solution

Adjectives 48 - Solution

Adjectives 49 - Solution

Adjectives 50 - Solution

Adjectives 51 - Solution

Adjectives 52 - Solution

Adjectives 53 - Solution

Adjectives 54 - Solution

Adjectives 55 - Solution

Adjectives 56 - Solution

Adjectives 57 - Solution

Adjectives 58 - Solution

Adjectives 59 - Solution

Adjectives 60 - Solution

Adjectives 61 - Solution

Adjectives 62 - Solution

Adjectives 63 - Solution

Adjectives 64 - Solution

Adjectives 65 - Solution

Adjectives 66 - Solution

Adjectives 67 - Solution